DIETHARD PIETSCHMANN   VERA PIETSCHMANN

Lexikon der Mammadiagnostik

Springer

Berlin
Heidelberg
New York
Barcelona
Budapest
Hongkong
London
Mailand
Paris
Singapur
Tokio

Diethard Pietschmann   Vera Pietschmann

Lexikon der Mammadiagnostik

Mit 13 Tabellen

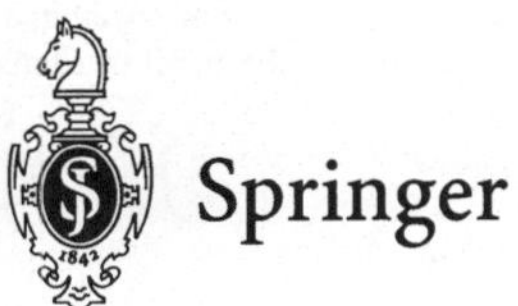

Springer

Dr. med. DIETHARD PIETSCHMANN
Allgemeines Krankenhaus Harburg
Eißendorfer Pferdeweg 52
21075 Hamburg

Dr. med. VERA PIETSCHMANN
I. UFK München
Maistraße 11
80337 München

ISBN-13:978-3-540-63969-5   e-ISBN-13:978-3-642-72101-4
DOI: 10.1007/978-3-642-72101-4

Die Deutsche Bibliothek - CIP-Einheitsaufnahme
Pietschmann, Diethard: Lexikon der Mammadiagnostik / Diethard Pietschmann ; V. Pietsch-
mann. - Berlin ; Heidelberg ; New York ; Barcelona ; Budapest ; Hongkong ; London ; Mailand ;
Paris ; Singapur ; Tokio : Springer, 1998
   ISBN-13:978-3-540-63969-5

Umschlaggestaltung: F. Steinen-Broo, Estudio Calamar, Pau, Spanien
Datenkonvertierung: Mitterweger Werksatz GmbH, Plankstadt
SPIN: 10645519   13/3133 - 5 4 3 3 1 0 - Gedruckt auf säurefreiem Papier

Geleitwort

Die beiden Autoren arbeiteten während ihrer Assistentenzeit an der I. Universitäts-Frauenklinik München engagiert in der Vaillant-Einheit mit, in der sich Radiologen, Kliniker, Zytologen und Morphologen auf die klinische und apparative Diagnostik von gut- und bösartigen Brustdrüsenerkrankungen spezialisiert haben. Aus der täglichen Arbeit erwuchsen Erfahrungen, die die Autoren auch in Fortbildungsseminaren in München, später in Hamburg, weitergeben konnten und die durch ein gründliches theoretisches Wissen nun in Kurzform untermauert und publiziert werden.

Die vorliegende kleine Broschüre beschreibt die häufigen Krankheitsbilder in kurzer übersichtlicher Darstellung, das Wesentliche, wie man zur Diagnose kommt und welches primäres operatives Vorgehen angemessen erscheint. Die Zusammenstellung ist gründlich, übersichtlich und gibt auch in jedem Abschnitt weiterführende Literatur für die interessierten Leser an. Die Zusammenstellung der Krankheitsbilder ist umfassend und berücksichtigt selbst Seltenheiten.

Der Reiz des Büchleins liegt in seinem kompakten Informationsangebot. Das könnte gerade durch den heutigen Zeitmangel die Lektüre attraktiv machen.

München, Mai 1998 Prof. Dr. G. KINDERMANN

Vorwort

Dieses Buch ist ursprünglich als „praxisorientierter Leitfaden" im Rahmen einer Fortbildungsveranstaltung der I. UFK München zum Thema Diagnostik von Brusterkrankungen erarbeitet worden.

Durch ständige Aktualisierung und Erweiterungen ist mittlerweile ein kleines „Mammalexikon" entstanden, das sich an all diejenigen Kollegen richtet, die sich für Mammaerkrankungen und deren Diagnostik interessieren. Im Hinblick auf die Arbeitsbelastung der in Klinik und Praxis tätigen Kolleginnen und Kollegen wurde bei der Erstellung dieses Werkes sehr auf kurze, prägnante, übersichtliche, aber doch umfassende Darstellung geachtet. Mit überwiegend stichpunktartiger Auflistung klinisch relevanter Informationen soll eine rasche Orientierung über die einzelnen Krankheitsbilder und deren diagnostische Charakteristika möglich sein.

Die verschiedenen Erkrankungen werden kapitelweise in alphabetischer Reihenfolge abgehandelt, wobei die Kapitel hinsichtlich Definition, klinisches Bild, Diagnose/Befund, apparative Diagnostik, Therapie, Prognose und Epidemiologie strukturiert sind.

Um eine gute Leserlichkeit des Textes zu gewährleisten, wurden die weiterführenden Literaturangaben jeweils am Ende der einzelnen Kapitel zusammengefasst.

Die Autoren haben größte Sorgfalt darauf verwendet, daß die dargestellten Themen dem gegenwärtigen Wissensstand von Klinik und Forschung entsprechen.

Dieser Leitfaden soll als kurz gefasstes Nachschlagewerk die klinische Tätigkeit begleiten, kann aber in keiner Weise die umfangreichen Lehrbücher ersetzen.

Zuletzt möchten wir uns herzlich bedanken bei Herrn Dr. med. V. Maaßen für die kritische Durchsicht des Manuskriptes sowie bei Frau Dr. med. vet. E. Pietschmann, Frau Dr. S. Blago und Herrn Dr. T. Mager (Springer-Verlag) für die redaktionelle Unterstützung.

Wir hoffen, allen Lesern mit diesem Buch einen nützlichen Ratgeber zur Hand zu geben.

Hamburg, Mai 1998   DIE AUTOREN

Abkürzungsliste

A/B-Ratio	Relation von systolischem zu diastolischem dopplersonographischen Fluß (= S/D-Ratio)
AC	Adriamycin/Cyclophosphamid
ACE	Angiotensin converting enzyme
ALGW	Aluminium-Gleichwert
AV	Adriamycin/Vinicristin
BET	Brusterhaltende Therapie
Chemo	Chemotherapie
CLIS	Carcinoma lobulare in situ
CMF	Cyclophosphamid/Methotrexat/5-Fluorouracil
CT	Computertomographie
DCIS	Carcinoma ductale in situ
DD	Differentialdiagnose
E2	Östradiol
EC	Epirubicin/Cyclophosphamid
EIC	Extensive intraduktale Komponente
ER	Östrogenrezeptorstatus
FAC	5-Fluorouracil/Adriamycin/Cyclophosphamid
FNP	Feinnadelpunktion
G-CSF	Granulozytenkoloniestimulierender Faktor
GnRH	Gonadotropin-releasing hormone
G	Grading
Gy	Gray
HCG	Human chorionic gonadotropine
ILC	Infiltrierendes lobuläres Karzinom
IUD	Intrauterine device
J	Jahre
JÜR	Jahres-Überlebensrate
LH	Luteinisierendes Hormon
L/T-Ratio/Quotient	Relation von Longitudinal- zu Transversalachse
LK	Lymphknoten
LMP	Last menstrual period
MCP	Metoclopramide
MK	Mikrokalk
MP	Mastopathie
MRT	Magnetresonanztomographie (= NMR)

mSv	Millisievert
MV	Mikroverkalkungen
nil	nil facere
NNR	Nebennierenrinde
OP	Operation
PE	Probeexzision
PI	Pulsatilitäts-Index
ppW	positiver prädiktiver Vorhersagewert
RI	Resistance-Index
RR	Relatives Risiko
SHBG	Sex hormone binding globuline
SLE	Systemischer Lupus erythematodes
Sv	Sievert
T3	Triiodthyronin
T4	Tetraiodthyronin
Tam	Tamoxifen
TDLE	Terminale duktulo-lobuläre Einheit
TE	Tumorektomie (= offene Mammabiopsie)
TRAM-Flap	Transversale Rektuslappenplastik
TSH	Thyreotropin
VNPI	Van-Nuys-Prognose-Index
vs.	versus
Z. n.	Zustand nach

Akute Mastitis

Definition

Infektiöse Erkrankung, die sich duktal, hämatogen oder lymphogen ausbreitet. Meistens während der Laktationsperiode, aber auch non-puerperal bei Diabetes mellitus oder Immunsuppression vorkommend.

Einführung

Die akute Mastitis ist primär eine klinische Diagnose!

Ätiologie

Erreger

Bakterien: Staphylococcus aureus, Streptokokken, E. coli, Proteus, Anaerobier.

Pilze und Parasiten (selten).

Klinisches Bild

- Einseitige Schwellung, Schmerzen, Rötung, Überwärmung.
- Vergrößerte und druckdolente Achsellymphknoten, Abszeßbildung, Hautverdickung.
- Eventuell Schüttelfrost und Fieber.
- Laborchemische Entzündungszeichen.

Diagnose/Befund

Zytologie

Punktionszytologie: Aspiration von Entzündungszellen oder Pus (beim Abszeß).

Apparative Diagnostik

Mammographie

- Diffuse, unscharf begrenzte, strahlendichte Verschattung.
- Hautverdickung.
- Ödematöse Trübung der Subkutis mit Verdichtungszonen.
- Unscharfe (verwaschene) Bindegewebssepten.

Die retromammilläre Mastitis hat die Tendenz zur strahlenförmigen Ausbreitung, die vom entzündlichen Herd ausgeht und in der Peripherie verschwommener erscheint.

Sonographie

- Unscharf begrenzte, hypoechogene Raumforderung mit gemischten Binnenechos.
- Hyperechogene Umgebung.
- Schlechte Abgrenzung der normalen Brustarchitektur als Folge des entzündeten fibroglandulären Gewebes.
- Hautverdickung.
- Prominente (gefüllte) Milchgänge oder erweiterte Lymphbahnen darstellbar.
- Echogenitätszunahme in der Subkutis.
- Partieller Schallschatten.
- Bei Abszeß: fehlende Komprimierbarkeit, z. T. feine echoreiche Septierung.

Differentialdiagnose

Inflammatorisches Mammakarzinom (insbesondere bei zusätzlichem Mikrokalk).
Engmaschige klinische Beobachtung der akuten Mastitis unter Antibiotikatherapie erforderlich.
Bei mangelndem Ansprechen auf Antibiotikagabe muß eine Biopsie mit einer Hautspindel erfolgen.

Therapie

Antibiotikabehandlung (z. B. Flucloxacillin, Dicloxacillin, Oxacillin).
Abszeß: Operation (Inzision und Gegeninzision mit Einlegen einer Lasche in die Abszeßhöhle).
Tägliche Spülungen mit Polyvidon-Jod-Lösung.
Prolaktinhemmung: Bromocriptin, Lisurid.

Literatur

10, 28, 29, 48, 80, 135, 146, 158, 205, 251, 255, 323

Carcinoma ductale in situ (DCIS)

Synonyma: Intraduktales Karzinom

Definition

Karzinom, das in den Drüsengängen entsteht, sekundär zur lobulären Kanzerisierung führen kann, jedoch die Basalmembran nicht durchbricht.

Die Ausbreitung des Tumors erfolgt fast immer innerhalb eines einzelnen Mammasegmentes.

Einführung

Das In-situ-Karzinom gliedert sich in 2 Untergruppen:

1. DCIS: 80 %
2. CLIS: 20 %

Das DCIS stellt keine spezifische pathogenetische Entität, sondern eher ein Spektrum von Erkrankungen dar.

Klinisches Bild

- Isolierter Tastbefund nur in 14 % der Fälle.
- Meist röntgenologischer Zufallsbefund (86 %), wobei die Tumorausdehnung in der Hälfte der Fälle > 3 cm beträgt.
- Mamillenveränderungen bei 20 % der Frauen.

Diagnose/Befund

Histologie

1. Komedo-Typ: 30 – 50 %; mit zentralen Nekrosen und Kalziumpräzipitaten.
2. Non-Komedo-Typ (selten Nekrosen):
   - Kribriformer Typ 20 – 28 %.
   - Papillärer Typ 4 – 7 %.
   - Solider Typ 9 – 22 %.
   - Mikropapillärer Typ 8 – 14 %.
   - Clinging-Typ.

Mischtypen sind häufig.

Apparative Diagnostik
Mammographie

Wichtigste Methode zur Erkennung des DCIS.
- Leitstruktur ist der in 80 % der Fälle vorhandene → Mikrokalk.
  1. DCIS vom Komedo-Typ:
     - Gruppierte, segmental angeordnete Mikroverkalkungen mit Ausrichtung zur Mamille in 80 % der Fälle.
     - Gruppenformation: Dreieck, Rechteck, Trapez, Raute, Schmetterling (88 %).
     - Einzelform: Linien-, Wurm-, Kommaform mit astförmiger Verzweigung.
     - Größe und Struktur: < 2 mm; polymorph grobgranulär.
     - Röntgenologische Dichte: heterogen.
     - Spezifität: 80 %.

CAVE

Bei 20 % fehlen die typischen Verkalkungen.
Die Ausdehnung des Mikrokalkareales korreliert nicht mit der Größe des DCIS.

  2. DCIS vom Non-Komedo-Typ:
     - Gruppierter segmental angeordneter Mikrokalk bei 50 %.
     - Gruppenformation: meist untypisch.
     - Einzelform: punktförmig, feingranulär (Psammonkörper).
     - Struktur: mono- oder polymorph.

Da bis zu 80 % der exzidierten Mikroverkalkungen histologisch benigne sind, ist präoperativ eine genaue Mikrokalkanalyse unter Verwendung von Vergrößerungsaufnahmen obligat.
Die radiologische Ausdehnung des Mikrokalkareales ist fast immer kleiner als die histologische Größe der DCIS.
Die präoperative mammographische Markierung der Mikrokalkareale und die intraoperative Präparatradiographie sollten heute als Standard betrachtet werden.

- Mammographisch unscharfe Verdichtungsfigur bzw. Pseudotumor sichtbar (10 %), wobei im Hintergrund meist eine fettige Involution oder duktale Hyperplasie vorliegt.
- Manchmal nur dezente Architekturstörung.

Sonographie

Für die Diagnose des DCIS derzeit von untergeordneter Bedeutung.
In retrospektiven Untersuchungen fand sich in 90 % ein sonographisches Korrelat des DCIS:

- 27 % mit typischen Karzinomkriterien;
- 63 % mit uncharakteristischen Veränderungen:
  - Duktuserweiterungen (> 3 mm).
  - Intrazystische Tumoren.
  - Hypoechogene Bezirke mit punktierten Binnenechos.
  - Hyperechogene Mikrokalkkorrelate mit feinen Schallschatten.

Therapie

Die Empfehlungen reichen von großzügiger Biopsie, TE mit/ohne Radiatio bis zur Ablatio mammae mit/ohne axillärer Dissektion.

Mastektomie

Bis in die achtziger Jahre Standardtherapie weltweit.
Rational für die Ablatio mammae war die hohe Multizentrizitätsrate sowie die Furcht vor einer möglicherweise bestehenden okkulten Invasion des DCIS.

Ergebnisse

- Heilungsrate 98 – 99 %.
- Lokalrezidivrate 1,0 – 1,3 %.
- Mortalität 0,4 – 1,7 %.

Nach heutigem Wissensstand werden die meisten Patientinnen durch die Mastektomie übertherapiert.

Indikationen

- Große Tumorausdehnung.
- Multizentrizität.
- Höchstmögliche onkologische Sicherheit von der Patientin gewünscht.
- Keine Brusterhaltung gewünscht (z. B. Ablehnung von Radiatio oder Nachresektion).
- Mangelnde Compliance der Patientin.
- Hochrisikogruppe gemäß Van-Nuys-Prognose-Index: Score 8 – 9 (s. u.).

Fakultative Empfehlung

- Hohes Grading.
- Komedo-Typ.
- Positive Resektionsränder.
- Tastbarer Tumor.

Axilläre Lymphonodektomie

Die routinemäßige axilläre Dissektion gilt heute beim DCIS als nicht mehr indiziert.

Voraussetzung ist allerdings, daß durch eine sorgfältige histologische Aufarbeitung ein okkultes Karzinom ausgeschlossen wurde.

Silverstein et al. (1992) fanden bei 291 Patientinnen mit DCIS, bei denen eine axilläre Lymphonodektomie vorgenommen wurde, keine einzige axilläre LK-Metastase.

Ob in speziellen Fällen (z. B. extensive Tumorausdehnung, Multifokalität etc.) eine Lymphonodektomie sinnvoll sein kann, ist noch Gegenstand der Diskussion.

Brusterhaltende Operation

Das brusterhaltende Vorgehen wird in zunehmenden Maße favorisiert, da es unlogisch erscheint, daß die Vorstufe eines invasiven Karzinoms operativ aggressiver behandelt werden soll als das definitive Karzinom.
Methode: „Wide excision" oder Segmentresektion.

Die brusterhaltende Therapie beim DCIS unterscheidet sich von der des invasiven Karzinoms dadurch, daß

- ein Teil der Patientinnen durch die Operation allein ausreichend therapiert ist,
- die postoperative Strahlentherapie nur fakultativ zum Einsatz kommt,
- die axilläre Lymphonodektomie unnötig ist,
- keine adjuvante Therapie folgt.

Die alleinige brusterhaltende Operation ist ausreichend bei den sogenannten „low risk lesions", die ca. 30 % aller DCIS ausmachen:

- Tumor < 4 cm.
- Hohe Differenzierung (G1/G2).
- Non-Komedo-Typ.
- Freie Resektionsränder.
- Niedriges Risiko nach Van-Nuys-Prognose-Index: Score 3 – 4 (s. u.).

Probleme bei der brusterhaltenden Operation:

- Die Tumorausdehnung wird prä- und intraoperativ meist stark unterschätzt. Gezielte Nachresektionen sind häufig nötig.
- Plastisch-rekonstruktive Operationstechniken sind manchmal erforderlich, um ein gutes kosmetisches Endergebnis zu erzielen.
- Histologische Studien haben gezeigt, daß sich in Mastektomiepräparaten noch in 42 % residuale DCIS-Anteile befanden, obwohl bei der vorhergehenden PE histologisch tumorfreie Resektionsränder (2 cm) diagnostiziert worden waren.

Gegenwärtig geht die Tendenz zu immer ausgedehnteren chirurgischen Exzisionen mit sofortiger plastischer Rekonstruktion. Dadurch soll die Anzahl der Fälle, bei denen eine adjuvante Nachbestrahlung notwendig wird, verringert werden. Langzeitergebnisse stehen noch aus.

Ergebnisse

- 5-Jahres-Heilungsrate: 96 % (geschätzt).
- 5-Jahres-Lokalrezidivrisiko: 20,9 %. Davon 50 % invasive Karzinome.
- 5-Jahres-Mortalität: 4 % (geschätzt).

Postoperative Bestrahlung

Ergebnisse

5-Jahres-Lokalrezidivrisiko bei Operation und Nachbestrahlung: 10,4 %. Davon 29 % invasive Karzinome.

Von dieser Reduktion der Lokalrezidivrate um ca. 50 % wurde vom „National Adjuvant Surgical Breast Project" die Empfehlung zur adjuvanten Nachbestrahlung aller brusterhaltend operierten DCIS abgeleitet. Allerdings muß man berücksichtigen, daß bei 80 % der Frauen die Bestrahlung unnötig erfolgt und 10 % trotz Bestrahlung ein Rezidiv entwickelten.

Um diejenigen Subgruppen innerhalb der heterogenen Gruppe der DCIS herauszufinden, die (vermutlich) von einer Nachbestrahlung profitieren, wurde von Silverstein et al. (1996) der Van-Nuys-Prognose-Index vorgeschlagen. Patientinnen mit einem mittleren Risiko gemäß dieser Einteilung (Score 5 – 7) sollten eine Nachbestrahlung erhalten.

Therapieempfehlungen beim DCIS

Grundlage der Therapieentscheidungen ist die Abschätzung der Prognose eines individuellen Falles anhand der Van-Nuys-Klassifikation und dem daraus abgeleiteten Van-Nuys-Prognose-Index.

Van-Nuys-Klassifikation (Silverstein et al. 1995): Die Van-Nuys-Klassifikation ist eine neue prognostische Einteilung des DCIS, die nach BET eine signifikante Unterscheidung bzgl. des Lokalrezidivrisikos und des krankheitsfreien Überlebens ermöglicht:

- *Gruppe 1:* Non-high-grade-DCIS (G1/2) ohne Komedo-Typ-Nekrosen.
  - Lokalrezidivrisiko: 3,8 %.
  - 8-Jahres-Überleben ohne Erkrankung: 93 %.
  - Vorgehen: „wide excision" (1 cm Randsaum) vermutlich ausreichend.
- *Gruppe 2:* Non-high-grade-DCIS (G1/2) mit Komedo-Typ-Nekrosen.
  - Lokalrezidivrisiko: 11 %.
  - 8-Jahres-Überleben ohne Erkrankung: 84 %.
  - Vorgehen: BET mit adjuvanter Nachbestrahlung.
- *Gruppe 3:* High-grade-DCIS (G3) mit oder ohne Komedo-Typ-Nekrosen.
  - Lokalrezidivrisiko: 26,5 %.
  - 8-Jahres-Überleben ohne Erkrankung: 61 %.
  - Vorgehen: Ablatio mammae.

Van-Nuys-Prognose-Index (VNPI/Silverstein et al. 1996): Hier werden zusätzlich zur histologischen Klassifikation noch die Tumorgröße und die freien Resektionsränder (nach PE oder Nachresektion) in ein Punkteschema (VNPI-Score) miteinbezogen, wodurch die diskriminatorische Aussagefähigkeit noch weiter erhöht wird. Jedem der 3 Parameter (Tumorgröße, tumorfreie Resektionsränder, Van-Nuys-Klassifikation) wird ein Faktor (1 – 3) zugeordnet, wobei die Summe der 3 Faktoren den Score ergibt.

VNPI-Score

Faktor	1	2	3
Tumorgröße (mm)	< 15	16 – 40	> 40
Tumorfreie Resektionsränder (mm)	> 10	1 – 9	< 1
Van-Nuys-Klassifikation	Gruppe 1 G1/2 ohne Komedo-Typ-Nekrose	Gruppe 2 G1/2 mit Komedo-Typ-Nekrose	Gruppe 3 G3 mit/ ohne Komedo-Typ-Nekrose

Empfohlene Richtlinien
- *Niedriges Risiko* (Score 3 – 4): > 30 % aller DCIS.
  - Kein Vorteil durch zusätzliche Strahlentherapie.
  - 5-Jahres-krankheitsfreies-Überleben: 98 %.
  - Empfehlung: nur Exzision.
- *Mittleres Risiko* (Score 5 – 7): Nachbestrahlung verringert die Rezidivrate um 17 %.
  - 5-Jahres-krankheitsfreies-Überleben: Gesamt: 82 %, nur OP: 78 %, OP + Radiatio: 90 %.
  - Empfehlung: Nachresektion; Radiatio: falls Score trotz Nachresektion gleichbleibend.
- *Hohes Risiko* (Score 8 – 9): Rezidivrate trotz Nachbestrahlung ca. 60 %
  - 5-Jahres-krankheitsfreies-Überleben: Gesamt: 33 %, nur OP: 0 %, OP + Radiatio: ca. 40 %.
  - Empfehlung: primäre Mastektomie.

Prognose

20-50 % der DCIS gehen in 5 – 10 Jahren in ein invasives Karzinom über. Das Invasionspotential ist beim DCIS vom Komedo-Typ (ca. 50 %) wesentlich höher einzustufen als beim Non-Komedo-Typ (ca. 25 %). 10-Jahres-Mortalität des DCIS: nach BET 2 – 3 %, nach Mastektomie 1 – 2 %.
Nach BET mit freien Resektionsrändern tritt ein Rezidiv im Mittel in ca. 21 % der Fälle innerhalb eines Zeitraumes von 5 Jahren auf.

Über 90 % der Rezidive werden mammographisch entdeckt.
Die Lokalisation des Rezidivs ist in 77 % im selben Quadranten.
50 % der Rezidive sind DCIS, die anderen 50 % sind invasive Karzinome!

Epidemiologie

Häufigkeit

10 – 15 % aller Mammakarzinome.
20 – 30 % aller klinisch okkulten (mammographisch entdeckten) Mammakarzinome.
Autopsiestudien: 10 – 25 % aller älteren Frauen haben ein DCIS.

Erkrankungsalter

40 – 60 Jahre.

Multizentrizität

Etwa 20 % (Range: 9 – 47 %).
Klinische Relevanz strittig, da Multizentrizität möglicherweise nur durch eine große Tumorausdehnung vorgetäuscht wird.
Echte Multizentrizität im Sinne einer Monoklonalität ist selten.
Gehäuft bei: DCIS > 2,5 cm, mikropapillärem Typ.

Bilateralität

10 – 32 %.

Tumorausdehnung

An histologischen Großflächenschnitten von Mastektomiepräparaten wurden folgende Ergebnisse gefunden:
- Tumorausdehnung > ein Quadrant: 23 %.
- Tumorausdehnung > 5 cm: 51 %.
- Tumorausdehnung < 2 cm: 15 %.

Invasionsrisiko

Geschätzt 4 % pro Jahr (während der ersten 5 Jahre nach Diagnosestellung).

Okkulte Invasion

2 – 21 % (im Mittel: 11 %).

Die Häufigkeit der okkulten Invasion hängt von der Größe des In-situ-Herdes ab:

- Durchmesser < 25 mm: 2 %
- Durchmesser > 26 mm: 29 %

Axilläre Lymphknotenmetastasierung

0 – 5 % (durchschnittlich: 1 %).

Literatur

12, 21, 45, 68, 80, 91, 95, 99, 100, 110, 152, 157, 159, 160, 167, 175, 194 – 196, 233, 245, 248, 297, 299, 302, 312 – 317, 323, 324, 327, 330, 334, 346, 352

Carcinoma lobulare

Synonyma: Infiltrierendes lobuläres Karzinom (ILC)

Definition

Invasive lobuläre Wachstumsform, die von den Acini ausgeht und diffus infiltrierend oder in Form verstreuter Einzelherde auftreten kann. Oft besteht eine Assoziation zu einem invasiven duktalen Karzinom oder einem DCIS.

Bilaterales oder multizentrisches Vorkommen sind doppelt so häufig wie beim duktalen Karzinom.

Klinisches Bild

- Am häufigsten im oberen äußeren Quadranten lokalisierter, vager Tastbefund.
- Eventuell derber Knoten mit Hautfixierung und sichtbarer Mamillenretraktion.
- Unscharfe Tumorbegrenzung.
- Mamillensekretion.
- Plateauphänomen bei größerem Tumor.

Diagnose/Befund

Zytologie

Methode

Punktionszytologie: Zellreiches Präparat mit Tumorzellen.

Befunde

- Kleine, relativ unimorphe Zellen.
- Alveoläre Anordnung.
- „Indian file": band- oder perlschnurartige Figuren der Zellen.
- Targetzellen/Siegelringzellen.
- Prominente Nucleoli.
- Faserreiches Bindegewebe im Hintergrund.
- Aufgehobene Zellkohäsion.

Histologie

Methode
Stanzbiopsie.

Befunde
Kleinzelliger, in soliden Strängen oder mikroglandulär schnell wachsender Tumor mit z. T. starker produktiver Fibrosierung (desmoplastische Stromareaktion).
Da sich das Karzinom meist sehr lange an die vorgegebene Drüsenmatrix hält, tritt die Architekturstörung erst sehr spät auf.
Typisches Bild: „Indian file", „target pattern", Siegelringzellen. Verkalkungen fehlen normalerweise. In 70–80 % begleitendes CLIS.
Etwa 50 % sind Östrogenrezeptor-positiv.
Mischformen mit anderen Karzinomtypen sind häufig.

Apparative Diagnostik
Mammographie
- In der fettreichen Involutionsmamma kleine, unregelmäßig konfigurierte Knoten mit unscharfer Randkontur und zarten sternförmigen Ausläufern, Kometenschweif (26–63 %).
- Eine herdförmige, schlecht abgrenzbare, z. T. auch diffuse Verdichtung (Pseudotumor) in ca. 60 % der Fälle.
- Einseitige Architekturstörung bzw. diffuse Retraktionen.
- Asymmetrische Dichtezunahme bzw. Strukturunschärfe.
- Unspezifische Mikroverkalkungen in bis zu 25 % der Fälle. Oft sind sie neben der unruhigen Parenchymstruktur der einzige Hinweis auf ein pathologisches Geschehen. Meist sind sie jedoch eine Folge der begleitenden sklerosierenden Adenose in der Umgebung des lobulären Karzinoms.

Aufgrund der starken Fibrosierung gibt es Ähnlichkeiten mit dem szirrhösen duktalen Karzinom.

Sonographie
Diffuses Wachstumsmuster
- Keine auffallende Architekturstörung, da sich der Tumor lange an die vorgegebene Parenchymmatrix hält.
- Unregelmäßige Echogenitätszunahme mit diffuser Schattenbildung und inhomogenen echoarmen Arealen.

Herdförmiges Wachstum
- Echogener Herdbefund mit unscharfer Begrenzung und geringer Komprimierbarkeit.
- Inhomogene Binnenechos.
- Unterschiedliche Schallabsorption (partieller Schallschatten).

Differentialdiagnose

Duktales Karzinom mit serösem Umbau, medulläres Karzinom, Fibroadenom, Mastopathie, diffus wachsendes duktales Karzinom, Überlagerungsartefakte, Veränderungen unter Hormonsubstitution, Veränderungen nach Operation/Strahlentherapie, radiäre Narbe, Asymmetrie (Normvariante).

Therapie

BET oder primäre Ablatio mammae mit axillärer Lymphonodektomie. Postoperative adjuvante Therapie analog dem invasiv duktalen Karzinom.→ Therapierichtlinien beim Mammakarzinom

Prognose

Wegen der schlechten klinischen und apparativen Entdeckbarkeit galt es als das Mammakarzinom mit der schlechtesten Prognose, da es meist erst in fortgeschrittenen Stadien diagnostiziert wird.
Zum Zeitpunkt der Diagnose haben 60 % ipsilaterale und 43 % kontralaterale axilläre Lymphknotenmetastasen.
Stadienbezogen unterscheidet sich die Prognose nicht signifikant vom duktalen Karzinom.
Nodal-negatives lobuläres Karzinom: 5 – JÜR 86 %, 10 – JÜR 74 %.
Ungewöhnliche Metastasierungsorte sind nicht selten: z. B. intraabdominale Filiae mit Befall des Intestinums, der Ovarien, des Uterus, der Meningen und der Pleura.

Epidemiologie
Häufigkeit
8 – 15 %.
Immunochemische Methoden: bis zu 20 %.

Erkrankungsalter
Durchschnittlich 45 – 56 Jahre (Range: 26 – 86 Jahre).

Bilateralität

6 – 28 %.

Kontralaterales Zweitkarzinom: 9 – 14 %.

Literatur

80, 110, 157, 223, 233, 248, 274, 278, 327, 331, 338, 340, 344, 352, 354

Carcinoma lobulare in situ (CLIS)

Synonyma: Intralobuläres Karzinom

Definition

Carcinoma in situ, das sich in den Lobuli und terminalen Milchgängen entwickelt und auf diese beschränkt ist.

Die Basalmembran ist intakt.

In ca. 20 % (18 – 31 %) kann innerhalb eines Zeitraumes von 20 Jahren ein Übergang in ein invasives Karzinom erfolgen.

Kumulatives Invasionsrisiko: 1 % pro Jahr.

Invasive Karzinome entwickeln sich gleich häufig auf beiden Seiten und sind meistens invasiv duktal. Nur 25 – 37 % der invasiven Karzinome entfallen auf das lobuläre Karzinom. Daher wird nach Haagensen et al. (1978) das CLIS nicht als Vorläufer des lobulären Karzinoms, sondern als Risikofaktor für die Entwicklung eines Mammakarzinoms angesehen.

Einführung

Das relative Risiko, bei Vorliegen eines CLIS ein invasives Mammakarzinom zu entwickeln, ist im Vergleich zur Normalbevölkerung 7–10fach erhöht.

Umgebung: oft sklerosierende Adenose, fibröse Mastopathie, proliferierende Duktusveränderungen oder invasives duktales Karzinom.

Klinisches Bild

70 % asymptomatisch: unverdächtiger mastopathischer Tastbefund.

30 % symptomatisch: umschriebener, suspekter Herdbefund.

Apparative Diagnostik

Mammographie

- Unscharf begrenzte, wolkige, lokalisierte oder diffuse Verdichtungen, die wie eine fibrozystische Mastopathie imponieren.
- Gruppierter Mikrokalk mit oder ohne Tastbefund in ca. 4 % (z. T. grobscholliger Kalk).
- Leitstrukturen: Asymmetrie des Parenchyms und manchmal Mikrokalk.

> 20 % der CLIS weisen weder radiologische noch klinische Auffällig-
> keiten auf! Meist Zufallsbefund einer – aus anderem Anlaß durch-
> geführten – Biopsie.

Differentialdiagnose

Mastopathische Fibrose, Papillomatose, DCIS, lobuläre Hyperplasie.

Therapie

Nach Diagnosesicherung durch PE klinische Kontrollen in 3 – 6monatigen Intervallen und Mammographie jährlich.

Eine Indikation zur subkutanen Mastektomie besteht nur bei Risikokonstellation: z. B. familiäre Belastung, vorangegangenes Mammakarzinom, röntgenologisch schwer überwachbare Brust.

Von manchen Autoren wird (bei Wunsch der Patientin) die prophylaktische bilaterale Mastektomie für vertretbar gehalten.

Prognose

Keine exakten Daten bekannt.

Wahrscheinlich kein Unterschied im Gesamtüberleben zur Normalbevölkerung, da nur jede 5. Patientin mit CLIS überhaupt ein invasives Karzinom entwickelt, das bei engmaschiger klinisch-mammographischer Kontrolle meist in sehr frühem Stadium diagnostiziert werden kann.

Epidemiologie

Häufigkeit

0,8 – 1,5 % aller Mammabiopsate.

20 % aller In-situ-Karzinome.

Erkrankungsalter

40. – 50. Lebensjahr (80 – 90 % prämenopausal).

Multizentrizität

67 %.

Bilateralität

26 %.

Literatur

80, 110, 132, 157, 233, 256, 276, 299, 327, 333, 335

Carcinoma medullare

Definition

Medulläres Wachstum eines Milchgangskarzinoms von markiger Konsistenz mit großen, rundlichen, polymorphen Tumorzellen und einem spärlich entwickelten Stroma mit dichten Plasmazellinfiltraten.

Makroskopische Abkapselung des Karzinoms durch peritumorale Fibrose.

Im Tumorzentrum häufig ausgedehnte Nekrosen und hämorrhagische Veränderungen mit Verflüssigungstendenz („Pseudozyste").

Klinisches Bild

- Relativ weicher, gut abgrenzbarer Knoten palpabel, meist ohne Hautfixierung.
- Bei großen, zentral nekrotischen Knoten (ca. 20 %) Hautvorwölbung und Rötung aufgrund der zentralen Einblutung.
- Hautfixation und Ulzerationen bei größeren Tumoren.
- Lymphknotenschwellung.
- Meist schnelles Wachstum (kurze Anamnese).

Diagnose/Befund

Zytologie

Punktionszytologie: Makroskopisch hämorrhagischer oder milchig-bröckeliger Inhalt.

Zytologischer Tumorzellnachweis.

Apparative Diagnostik

Mammographie

- Rundlicher, ovaler oder gelappter Knoten von hoher röntgenologischer Dichte.
- Meist gut abgegrenzt, z. T. wegen des peritumoralen Ödems etwas unscharfe Randkontur.
- Mikrolobulierung der Begrenzung.
- Manchmal kometenschweifartige Ausläufer bei fibröser Umgebungsreaktion.
- Mikroverkalkungen fehlen.

Sonographie

- Gestörte Parenchymarchitektur.
- Relativ gut begrenzter hypoechogener Knoten.
- Distale Schallverstärkung.
- Außenwand gering irregulär.
- Inhomogene Binnenechos.
- Komprimierbarkeit oft vorhanden.

Differentialdiagnose

Intrazystisches papilläres Karzinom, Fibroadenome, (eingeblutete) Zysten, muzinöses Karzinom, Lymphom, Metastase.

Prognose

5-Jahres-Überlebensrate zwischen 68 und 84 %.
Im Vergleich zum „normalen" duktalen Karzinom ist die Prognose deutlich besser. Bei nodal-negativen Tumoren $< 3\,\text{cm}$ werden 5-JÜR $> 90\,\%$ erreicht.
Lokalrezidive treten in bis zu 25 % der Fälle auf.

Epidemiologie

Häufigkeit

4–7 % aller Mammakarzinome.

Erkrankungsalter

46–54 Jahre (selten bei älteren Frauen).

Multizentrizität

8–10 %.

Bilateralität

3–18 %.

Axilläre Lymphknotenmetastasierung

42–45 %.

Zusatzinformation

Rezeptorstatus

Weniger als 10 % sind Östrogen- und Progesteronrezeptor-positiv.

Sonderform

Medulläres Karzinom ohne lymphoides Stroma (selten).

Literatur

16, 80, 110, 133, 157, 225, 229, 232, 255, 267, 268, 274, 299, 327

Carcinoma mucinosum

Definition
Verschleimendes Karzinom von hohem Reifegrad mit drüsig-papillärem oder glandulär-zystischem Wachstum.
Meist umschriebener Tumor von weicher Konsistenz. Beim intraduktalen Wachstum sind die erweiterten Gänge mit Schleim gefüllt. Häufig Auftreten von Psammonkörpern. Mischformen mit anderen Karzinomtypen kommen oft vor.
Je stärker die Verschleimung, desto günstiger ist die Prognose.

Klinisches Bild
- Glatt begrenzter, relativ weicher Knoten ohne Hautfixierung.
- Langsames Größenwachstum.

Diagnose/Befund
Zytologie
Punktionszytologie: Siegelringtumorzellen.

Apparative Diagnostik
Mammographie
- Meist gut begrenzter Tumor, dessen röntgenologische Dichte etwa einer Zyste entspricht.
- Gelegentlich geringe Irregularität der Außenwand.
- Feine oder grobe Kalzifikationen.
- Diskrete sekundäre Malignitätskriterien.

Sonographie
- Überwiegend relativ gut (selten: irregulär) begrenzte, hypoechogene Raumforderung.
- Distale Schallverstärkung.
- Diffuse inhomogene Binnenechos.

Differentialdiagnose
Fibroadenom, Zyste, medulläres Karzinom (junge Frau), intrazystisches papilläres Karzinom (ältere Frau), noduläre Form des duktalen Karzinoms, Sarkom, Metastase, malignes Lymphom.

Prognose
5 – JÜR: 70 – 86 %.
10 – JÜR: 55 – 60 %.

Epidemiologie
Häufigkeit
2 – 3 % (7 % der Karzinome bei Frauen über 70 Jahren).

Erkrankungsalter
Etwa 62 Jahre.

Multizentrizität
10 %.

Axilläre Lymphknotenmetastasierung
10 % der Fälle.

Rezeptorstatus
60 % Östrogenrezeptor-positiv.

Literatur
16, 80, 133, 222, 238, 274, 310, 342, 344

Chronische Mastitis

Synonyma: Plasmazellmastitis, Galaktophoritis, secretory disease

Definition

Primär abakterielle, granulomatöse Entzündung der Brust, die gehäuft bei älteren Frauen vorkommt.

Infolge einer pathologischen Sekretion (z. B. Hyperprolaktinämie) mit Sekretverhalt in den dilatierten Milchgängen der Involutionsmamma entstehen bindegewebige Wandverdickungen, die zu exzentrischen oder konzentrischen Lumenverengungen führen.

Degenerative und hyaline Umwandlungen führen zur intraduktalen und periduktalen Kalkausfällung.

Die chronische Mastitis kann ein- und beidseitig auftreten.

Sonderformen: Tuberkulose, Sarkoidose, Pilzinfektion, Parasiteninfektion, Silikonextravasat.

Klinisches Bild

- Geringe Schmerzsymptomatik.
- Tumorförmige, meist zentrale Infiltrate.
- Seröse oder milchige Mamillensekretion (20–35 %).
- Mamillen- und Hautretraktion.
- Hautverdickung und Rötung möglich.
- Gelegentlich chronische Fistelung oder Abszedierung.

Apparative Diagnostik

Mammographie

- Typische Verkalkungen:
    - Lanzettförmig, radiär-streifig angeordnet, rundlich-ovalär.
    - Strahlentransparentes Zentrum.
    - Mamillenwärts ausgerichtet.
    - Mehrere mm lang.
- Meist schlecht begrenzte, retromamillär liegende Gewebsverdickung.
- Suspekte Retraktion des Drüsenkörpers oder der Mamille.
- Beidseitiges Vorkommen häufig.

Sonographie

- Dilatierte Milchgänge.

- Echoarme Strukturen (Granulome).
- Unregelmäßige Schallschatten (Fibrosierung).
- Abszedierung: Hypoechogene, unscharf begrenzte Herdbefunde mit inhomogenen, fluktuierenden Binnenechos.

Therapie
Bei Symptomatik und/oder apparativ unklarem Befund lokale Exzision (TE/PE) nötig.

Prognose
Rezidive sind häufig.

Literatur
29, 80, 110, 121, 128, 157, 248, 339

Differentialdiagnose: diffuse Mammaveränderungen

- Diffuses Karzinom:
  - Inflammatorisches Karzinom
  - Diffuse Form des duktalen Karzinoms
  - Diffuse Form des lobulären Karzinoms
- Morbus Hodgkin
- Lymphstau
- Kardiales Ödem
- Leukämie
- Ausgedehnte akute Mastitis
- Zustand nach mehreren Operationen
- Zustand nach Radiatio
- Diffus ausgebreitetes Hämatom
- Riesenfibroadenom
- Fibroliposarkom
- Ausgedehnte Mastopathie
- Silikonprothese
- Diffuse Form der Tuberkulose

Diese verschiedenen Ursachen von diffusen Mammaveränderungen sind oft mammographisch nicht differenzierbar.

Literatur

26, 80, 111, 158, 184, 222, 248, 338

Differentialdiagnose: Rundschatten

Mammographische Differenzierung von Rundherden

	Mammographische diagnostische Kriterien
Zyste	Dichte: mittel; Größe: variabel; Form: rund; L/T-Ratio < 1 (waagrecht zur Thoraxwand)
Intrazystisches Papillom	Dichte: mittel; Größe: klein; Form: rund; feine Kalzifikationen
Intraduktales Papillom	Dichte: mittel; Größe: klein; Form: rund; feine Kalzifikationen
Intrazystisches papilläres Karzinom	Dichte: mittel; Größe: klein; Form: rund; feine Kalzifikationen
Fibroadenom	Dichte: mittel; Form: variabel, lobuliert; Halo; grober MK
Riesenfibroadenom	Dichte: mittel/hoch; Form: lobuliert, groß; Kleeblattmuster
Hämangiom	Dichte: mittel; Kalzifikationen
Lipom	Dichte: gering; Form: glatt, feine Kapsel
Karzinom (medullär; muzinös)	Dichte: hoch; Form: irreguläre Wand
Sarkom	Dichte: hoch; Form: gering irreguläre Wand
Abszeß	Dichte: hoch/mittel; Hautverdickung
Hämatom	Dichte: mittel/hoch; irreguläre Wand; Hautverdickung
Metastase	Dichte: mittel/hoch; Form: rund; Lage: oberflächlich
Atherom	Dichte: mittel/gemischt; Form: Einkerbungen des Randes; Lokalisation: oberflächlich; Lufthalo; bizarre Verkalkungen
Hautfurunkel	Dichte: mittel/gemischt; Form: Einkerbungen des Randes; Lokalisation: oberflächlich; Lufthalo; bizarre Verkalkungen

	Mammographische diagnostische Kriterien
Einschlußzyste	Dichte: mittel/gemischt; Form: Einkerbungen des Randes; Lokalisation: oberflächlich; Lufthalo; bizarre Verkalkungen
Hautwarze	Dichte: mittel/gemischt; Form: Einkerbungen des Randes; Lokalisation: oberflächlich; Lufthalo: bizarre Verkalkungen
Neurofibromatosis Recklinghausen	Multiple warzenförmige Effluoreszenzen
Mamille	Dichte: hoch/mittel; unterschiedliches Bild in 2. Ebene
Umschriebenes Drüsenparenchym	Auflösung in 2. Ebene oder in Zusatzaufnahmen
Orthograd getroffenes Gefäß	Dichte: mittel; Form: rund, klein; 2. Ebene fehlt
Lymphknoten	Dichte: mittel; Lokalisation: lateral; zentrale Aufhellung
Hamartom	Dichte: mittel; Kapsel
Galaktozele	Dichte: mittel/fettgleich
Fettgewebsnekrose (Ölzyste)	Dichte: transparent; Kalzifikationsring

Notabene:

1. Vor Veranlassung weiterer diagnostischer Maßnahmen muß eine Zyste sonographisch ausgeschlossen werden.
2. Die Wahrscheinlichkeit für das Vorliegen eines Karzinoms ist für einen Rundherd mit vollständiger glatter Begrenzung $< 2\%$, mit partieller Randunschärfe $5-10\%$.
3. Glatt begrenzte Rundherde ohne Architekturstörung, Mikrokalzifikationen oder korrelierenden Tastbefund, die nicht als pathognomonisch benige wirken, werden neuerdings in der amerikanischen Literatur der Gruppe „probably benign lesions" zugeordnet. Da hier der positive prädiktive Wert für ein Karzinom nur $0,5-1,7$ beträgt, wird heute (in den USA) die mammographische Verlaufskontrolle in 6monatigen Abständen für $3-4$ Jahre empfohlen. Voraussetzung hierfür ist allerdings eine vorangehende sorgfältige apparative Dia-

gnostik, das Einverständnis der Patientin sowie der Vergleich mit eventuellen Voraufnahmen.

In der prospektiven Untersuchung von Sickles (1994) entwickelten von 1403 Patientinnen mit „low probability lesions" im Verlauf von 3 Jahren nur 19 Frauen ein Mammakarzinom, wobei in 18/19 Fällen ein pT1 vorlag. 1/19 Patientinnen hatte (eine) axilläre LK-Metastase. 17/19 Frauen wurden letztlich aufgrund mammographischer Veränderungen diagnostiziert.

Literatur

26, 80, 110, 111, 158, 184, 222, 235, 248, 309, 338

Differentialdiagnose: sonographisch solider Herdbefund

Sonographische differentialdiagnostische Kriterien der Benignität und Malignität (ppW: positiver prädiktiver Vorhersagewert eines Kriteriums *hinsichtlich Malignität*). Daten von Teubner et al. (1993) und Blohmer und Guski (1995).

Sonographisches Kriterium	Benignität	Malignität
Form	Rund/oval ppW: 24 %	Irregulär/gezackt, diffus infiltrierend ppW: 78 %
Randkontur	Scharf, glatt begrenzt ppW: 18 %	Unscharf begrenzt ppw: 74 %
Tumorachse	Waagrecht zur Thoraxwand L/T-Quotient < 1 ppW: 6 %	Senkrecht zur Thoraxwand L/T-Quotient > 1 ppW: 81 %
Randsaum	Schmale Kapsel ppW: 9 %	Breite, echogene, unscharf begrenzte Zone (Halo) ppW: 89 %
Schallabsorption	Distale Schallverstärkung Bilaterale gleichförmige Schallschatten ppW: 28-38 %	Schallabschwächung Zentraler (irregulärer) Schallschatten (außer Verkalkung) Unilateraler Schallschatten ppW: 71 %
Echogenität	Echoleer/echoarm (= hypoechogen)/fettgleich/echogleich (= parenchymgleich)/echodicht (= hyperechogen)	Echoarm/fast echoleer **CAVE** 9 % der Karzinome sind hyperechogen ppW: gering
Echobinnenstruktur/Stärke	Fehlende Echos Zarte, gleichmäßige Binnenechos („je stärker, desto benigner") ppW: 20 – 46 %	Grobe Binnenechos Heterogene Echostärke ppW: 91 %

Sonographisches Kriterium	Benignität	Malignität
Echobinnen-struktur/Vertei-lung	Homogene, uniforme Verteilung ppW: 20 %	Inhomogene Verteilung der Binnenechos ppW: 70 %
Architekturstö-rung	Fehlend Eventuell Verdrängung von Nachbarstrukturen	Vorhanden Zerstörung oder Kontinui-tätsunterbrechung von Nachbarstrukturen (Septen, Milchgängen, Cooper-Liga-mente) ppW: 91 %
Komprimierbar-keit	Unter Kompression Form-veränderung > 20 % Echostruktur wird homoge-ner ppW: 4 %	Fehlend ppW: 53 %
Verschieblichkeit	Umgebungsgewebe unter/über dem Tumor mobil	Tumor fixiert an Haut oder Pektoralisfaszie
Relation zum Palpationsbefund	Gute Korrelation	Tastbefund größer als sono-graphische Herdgröße

Notabene

1. Ausgangspunkt der Analyse ist die Unterscheidung zwischen zysti-schem und solidem Herdbefund (→Zysten). Für die sonographische Diagnose und Differentialdiagnose solider Herdbefunde gibt es keine absolut diskriminierenden Parameter. Die Dignitätseinschät-zung mittels Ultraschall erfolgt durch die morphologisch-dynami-sche Untersuchung des Herdbefundes im Sinne einer Summenana-lyse anhand der oben angeführten Kriterien. Insofern ist die Metho-de sehr von der apparatetechnischen Voraussetzung sowie der Un-tersuchererfahrung abhängig.
2. Zwischen den diagnostischen Kriterien benigner und maligner Tu-moren gibt es leider eine beträchtliche Überlappung. So kann z. B. ein Mammaabszeß oder eine Narbe nahezu alle sonographischen Zeichen der Malignität aufweisen. Umgekehrt können gut umschrie-bene Neoplasien (bis zu 20 % der Karzinome) viele Kriterien der Be-nignität imitieren. Beispiele sind:

- Medulläres Karzinom.
- Muzinöses Karzinom.
- Intrazystisch papilläres Karzinom.
- Frühform des zellreichen invasiv duktalen Karzinoms.

3. Die wichtigsten Parameter bzgl. Malignität sind mit abfallender Signifikanz:
- Hyperechogener Randsaum.
- Architekturstörung des Umgebungsgewebes.
- Fehlende Komprimierbarkeit des Tumors.
- Dorsale Schallabschwächung mit Fehlen lateraler Schallschatten.
- Tumorachse senkrecht zur Brustwand (L/T-Quotient > 1).

4. Einschränkend muß darauf hingewiesen werden, daß eine exakte Kriterienanalyse nicht oder nur schwer möglich ist bei:
- Tumorgröße < 5 mm.
- Tiefem Tumorsitz (> 3 cm Entfernung von der Hautoberfläche).
- Hyperdensem Drüsengewebe (z. B. ausgeprägte Mastopathie).

5. Grundsätzlich ist die sonographische Erkennbarkeit von Herdbefunden von folgenden Faktoren abhängig:
- *Echogenität des Herdbefundes.* Je homogener die Gewebsmatrix des Tumors ist, desto hypoechogener erscheint die Läsion. Umgekehrt führt eine ungleichmäßige Matrix (d. h. verschiedene Gewebskomponenten sind im Tumor vorhanden) zu unterschiedlichen bioakustischen Effekten mit resultierender Zunahme der Echogenität der Läsion.
- *Wachstumsform des Tumors.* Diffus infiltrierende sowie intraduktale Karzinome bilden keinen Herdbefund und sind somit sonographisch meist nicht diagnostizierbar. Glatt begrenzte Tumoren sind abhängig von der Hintergrundmatrix des Mammagewebes und sind oft nur schwer zu erkennen.
- *Echostruktur des Hintergrunds.* Eine hypoechogene Grundstruktur herrscht vor bei:
  - Juveniler Brust.
  - Schwangerschafts- und Laktationsmamma.
  - Postmenopausaler Involutionsmamma.

Hier können hypoechogene Tumoren, insbesondere wenn sie glatt begrenzt sind, oft nur schwer identifiziert werden. Beispiele: Muzinöses Karzinom, medulläres Karzinom, Fibroadenom, Lipom. Wegweisend in diesen Fällen ist oft die Architekturstörung und die dynamische Analyse mittels Testung der Verschieblichkeit und Komprimierbarkeit einer Struktur.

Literatur

34, 35, 110, 135, 157, 205, 322, 341, 344

Differentialdiagnose: sternförmige Verschattung

Mammographische Differenzierung sternförmiger Verdichtungen

	Mammographische diagnostische Kriterien
Invasives Karzinom (duktal/lobulär)	Dichte: hoch; radiäre Ausläufer; Kernschatten; Mikrokalk; Hautveränderungen
Radiäre Narbe	Dichte: mittel/hoch; zentrale Aufhellung
Narbe postoperativ/postentzündlich	Dichte: mittel; Hauteinziehung; Narbenkalk; Gewebsasymmetrie (Anamnese)
„Projektionseffekt" (Summationseffekt)	Dichte: mittel; Korrelat in 2. Ebene fehlt
Fibroadenom mit oder ohne Fibrose	Dichte: mittel; Form: lobuliert; Halo; oft multipel; Mikrokalk
Umschriebene fibrozystische Mastopathie (obliterierende Mastopathie/sklerosierende Adenose)	Dichte: mittel; multiple zystische Strukturen; 2. Ebene unterschiedlich
Akute Mastitis	Dichte: inhomogen; Parenchym verwaschen; Begrenzung unscharf
Fistelbildung	Dichte: mittel; Ausläufer zur Haut; Hautveränderungen (Pus)
Subareoläre Fibrose bei Plasmazellmastitis	Lokalisation: retroareolär; typischer Mikrokalk
Fibrosierende Fettgewebsnekrose	Typischer Mikrokalk
Abszeß	Dichte: inhomogen; Hautverdickung
Organisiertes Hämatom	Sehr variables Bild (Anamnese und Verlaufskontrolle wegweisend)

Notabene:

1. Der prädiktive Wert einer sternförmigen Verschattung liegt zwischen 74–100 %.
2. Jede Verdichtung mit radiären Ausläufern, die nicht histologisch abgeklärt wird, muß vom Untersucher durch eine nicht malignombedingte Ursache erklärt werden können.

Literatur

26, 80, 110, 111, 157, 158, 184, 222, 236, 248, 338

Differentialdiagnose: Verkalkungen

Grobschollige Verkalkungen
- Fibroadenom
- Karzinom: szirrhös, muzinös, medullär

Ringförmige Verkalkungen
- Benigne Veränderungen: Zyste, Fibroadenom, Fettgewebsnekrose (Ölzyste), Fremdkörper, postentzündliche Veränderungen
- Plasmazellmastitis
- Verkalkte Talgdrüse

Linienförmige Verkalkungen
- Arteriosklerose
- Plasmazellmastitis
- Duktales Karzinom

Gruppierte Mikroverkalkungen
- Duktales Karzinom
- Proliferierende Mastopathie
- Fibrotische Veränderungen
- Carcinoma ductale in situ (v.a. Komedo-Typ)
- Narbige Veränderungen
- Beginnende Verkalkung in Fibroadenom (peripher) oder Zyste (sichelförmig)
- Beginnende Arterienverkalkung

Diffus verstreute Mikroverkalkungen
- Fibrös-zystische Mastopathie
- Sklerosierende Adenose
- Duktales Karzinom
- Multizentrisches Carcinoma in situ
- Mastopathische Epithelproliferation

CAVE

Bei allen Verkalkungen muß an Artefakte gedacht werden, z. B. Fingerabdrücke, Hautcremes, Verschmutzung der Röntgenfilmkassette.

Literatur

25, 26, 79, 80, 110, 157, 158, 184, 200, 201, 222, 227, 248, 307, 308, 338, s. auch →Mikrokalk

Dopplersonographie von Mammatumoren

Definition

Malignes Tumorwachstum ist mit Hypervaskularisation und Neoangiogenese assoziiert. Die neugebildeten Gefäße selbst sind zu klein, um sonographisch nachgewiesen werden zu können.

Doppler-shift-Analyse und Farbdoppleruntersuchung können die erhöhte Gesamtperfusion im Tumorgebiet darstellen, wobei jedoch sehr niedrige Flußgeschwindigkeiten erfaßt werden müssen.

Einführung

Diese Methode befindet sich gegenwärtig in der klinischen Erprobung. Definitive Standards fehlen noch.

Gerätetechnische Voraussetzungen

- Hochauflösendes Real-time-Ultraschallgerät.
- Farbkodierte gepulste (pw) Dopplereinrichtung.
- Schallkopf: 7,5 MHz (besser: 10 MHz).
- Dopplerfrequenz 6–10 MHz für Farb- und Duplex-Mode.
- Simultandarstellung von B-Bild und Dopplerkurve.
- Möglichkeit der Variation von Winkel, Meßbereich (2–5 cm) und „sample volume".
- Integrierte Software zur Parameteranalyse.

Beobachtungen bei Mammatumoren

1. Erhöhte Anzahl von zuführenden Arterien.
   - Benigner Tumor: 15 % avaskulär, 92 % < 4 Gefäße.
   - Maligner Tumor: 75 % > 4 Gefäße, kein Tumor avaskulär.
2. Die normale Gefäßsymmetrie ist zwischen der erkrankten und der gesunden Brust deutlich verändert.
3. Die Doppler-shift beträgt in normalen Gefäßen etwa 1,6 kHz und in Tumorgefäßen um die 3 kHz.
4. Die durch Doppler-shift in den einzelnen tumorzuführenden Gefäßen gemessenen mittleren Flußgeschwindigkeiten (V-mean), die maximale Flußgeschwindigkeit (V-max) und die Summe der Flußgeschwindigkeit (V-sum) sind bei malignen Veränderungen deutlich erhöht.

Dopplersonographische Charakteristika von benignen und malignen Tumoren. (Angaben nach Madjar 1995)

	Benigne (n = 325)	Maligne (n = 133)
V-mean (cm/s)	9,7	19,3
V-max (cm/s)	11,9	19,2
V-sum (cm/s)	22,2	253,4
Anzahl der Arterien (n)	1,6	9,6

Zwischen benignen und malignen Prozessen bestehen z. T. erhebliche Überschneidungen. Im Gegensatz zu anderen gynäkologischen Malignomen findet sich beim Mammakarzinom keine diastolische Flußerhöhung. Die üblichen Parameter wie RI, PI und A/B-Ratio spielen eine untergeordnete Rolle.

5. Durch den neuerdings entwickelten, sogenannten „power mode" (Ultraschall-Angiographie) konnte die Empfindlichkeit noch außerordentlich gesteigert werden. Außerdem können sehr niedrige Flußgeschwindigkeiten in Tumoren qualitativ (farblich) dargestellt werden. Allerdings sind keine Aussagen mehr über absolute Flußgeschwindigkeiten und Flußrichtung möglich. Ein guter visueller Eindruck der Gesamtperfusion von Tumoren wird nahezu winkelunabhängig vermittelt.
6. 5–10 % der Karzinome weisen keinen dopplersonographisch nachweisbaren Blutfluß auf.
7. Von der Applikation galaktosehaltiger Ultraschallkontrastmittel (z. B. Echovist) erwartet man eine verbesserte Entdeckung und Darstellung von sehr kleinen und langsam perfundierten (Tumor)gefäßen.

Schlußfolgerungen

1. Der endgültige Stellenwert der Methode muß erst noch erarbeitet werden.
2. In erfahrenen Händen soll eine Sensitivität von ca. 90 % erzielt werden. Jedoch ist das Verfahren recht zeitaufwendig, da jedes detektierbare Gefäß gemessen werden muß.
3. Die Bedeutung der Dopplersonographie liegt gegenwärtig in der Zusatzinformation zum B-Bild:

- Bei unauffälliger Sonographie und negativem Doppler kann ein Malignom mit 95 % Sicherheit ausgeschlossen werden (z. B. bei „low probability lesions").
- Bei den sonographischen Differentialdiagnosen Narbe/Karzinom sowie Fibroadenom/umschriebenes Karzinom kann die Dopplersonographie entscheidende Hinweise liefern.
4. Ob die primäre Entdeckung von Karzinomen durch die Dopplersonographie erleichtert wird, ist fraglich.
5. Hypervaskularität anderer Ursache (Laktation, Entzündung etc.) sowie Menopausenstatus, Bluthochdruck, Zyklusphase oder Hormonsubstitution können zu Fehlbeurteilungen führen.

Literatur

54, 59, 60, 71, 102, 110, 138, 167, 205, 217, 286, 322, 323, 362

Epidemiologische und prognostische Daten zum Mammakarzinom

Inzidenz

104/100.000 Frauen pro Jahr (Tumorregister Saarland 1990).
Tendenz steigend.

Lifetime-risk

10,9 %.

Mortalität

45,5/100.000 Frauen.

Überlebenswahrscheinlichkeit

Karzinombezogene Überlebenswahrscheinlichkeit, in Klammern die tatsächliche Überlebenswahrscheinlichkeit bezogen auf sämtliche Todesursachen einschließlich Karzinom. Angaben in Prozent (Daten nach Sauer 1995, Tumorregister München).

	5 Jahre	10 Jahre
Alle Patientinnen	82 (75)	71 (59)
T1N0M0	98 (92)	93 (78)
T2N0M0	91 (84)	81 (67)
T2N1M0	73 (68)	66 (55)
T4N1M0	50 (42)	26 (18)
M1	32 (28)	19 (15)
Lokalrezidiv	51 (45)	30 (24)

Obwohl die absolute Zahl der Erkrankungen in der Altersgruppe von 55 bis 65 Jahren ihren Gipfel hat, nimmt die relative Erkrankungshäufigkeit und die Mortalität mit zunehmendem Alter weiter konstant zu. Die Inzidenz und brustkrebsbedingte Mortalität nimmt pro zusätzlichem Lebensjahr um ca. 5 % zu.

Altersbezogene brustkrebsbedingte Mortalität (Daten nach Sauer 1995).

Alter (Jahre)	Sterbefälle pro Jahr je 100.000 Frauen
30–35	5,0
35–40	14,4
40–45	26,3
45–50	33,3
50–55	45,1
55–60	69,4
60–65	86,0
65–70	105,9
70–75	101,6
75–80	148,5
80–85	168,8
85–90	217,8

Risikofaktoren

Relatives Risiko der „anerkannten" Risikofaktoren (bezogen auf die Allgemeinbevölkerung).

Risikofaktoren	relatives Risiko (RR)
Lebensalter z. B. 65-69 vs. 30-40	17 (mit zunehmendem Alter konstanter Anstieg mit jedoch abnehmender Dynamik)
Übergewicht	2,0 – 3,0
Kontralaterales Karzinom	2,5 – 4,2
Nulliparität	1,5
Familienanamnese (Mutter/Schwester)	2,6 – 2,8
Frühe Menarche	1,2
Alter bei erster Geburt > 30 Jahre	1,9
Menopause > 55 Jahre	2,0
Benigne Brusterkrankungen: > 2 Biopsien: Histol. Atypien:	1,6 – 2,9 2,2 – 5,0
Kein Stillen	1,5
Mammographisch dichte Brust	2,0 – 4,0
Hormoneinnahme	unklar
Ovarialkarzinom	2,0 – 3,0
Endometriumkarzinom	2,0 – 3,0
Ionisierende Strahlen (> 1 Gy)	2,0 – 4,0

Nur bei etwa der Hälfte der Patientinnen mit Mammakarzinom kann ein Risikofaktor zugeordnet werden.

Hereditäres Risiko

5 % der Mammakarzinome sind hereditär, d. h. mit einer genetischen familiären Disposition assoziiert. In je 45 % der Fälle liegt eine Mutation im BRCA-1-Gen oder BRCA-2-Gen vor. Der Erbgang ist autosomal-dominant mit geringer Penetranz. Die Trägerin einer BRCA-1-Mutation hat ein Lifetime-risk bezüglich Mammakarzinom von bis zu 85 %

und bezüglich Ovarialkarzinom von bis zu 63 %. Schwestern und Töchter von Patientinnen mit erblicher Mammakarzinomdisposition haben ein Erkrankungsrisiko von 30 – 50 %.

Literatur

30, 39, 41, 111, 215, 283, 351

Fettgewebsnekrose

Synonyma: Liponecrosis microcystica calcificata

Ätiologie

Formale Pathogenese

Fettgewebe geht in einem umschriebenen Bereich zugrunde.
Nekrosezone wird bindegewebig abgekapselt (Ölzyste).
Abheilung mit Kalkablagerungen.
Narbenzug verursacht Hautretraktion.

Ursachen

- Posttraumatisch (Verletzung, Operation, FNP).
- Entzündung (bakteriell/abakteriell).
- Chemische Einflüsse (Silikon).
- Involution.

Klinisches Bild

- Oft asymptomatisch.
- Hautverdickung und Hauteinziehung.
- Indurierte Tumorknoten palpabel.

Wichtig: Registrieren von Narben nach früheren Verletzungen.

Diagnose/Befund

Zytologie

FNP: Phagozytierende Histiozyten, mehrkernige Riesenzellen, Lipozyten.

Histologie

Stanzbiopsie oder PE.

Apparative Diagnostik

Mammographie

- Narbige Fibrose mit unklarer Randkontur.
- Tumor: typisches ringförmiges, glatt begrenztes, zentral strahlendurchlässiges Areal.
- Verkalkungen: grobkörnig, 2–3 mm Durchmesser.
- Hautverdickung: 30 % der Läsionen sind direkt unter der Haut oder subareolär.

Sonographie

Falls Verkalkungen vorliegen, ausgeprägter (zentraler) Schallschatten hinter einem echodichten Bezirk oder ohne eigentlichen Herdbefund (Fibrose).

Differentialdiagnose

Karzinom, Abszeß, Rezidiv nach brusterhaltender Operation.

Zusatzinformation

CAVE

1. In der Nachbarschaft eines Karzinoms ist eine Liponecrosis microcystica calcificata auffällig häufig sichtbar.
2. Ein Mammakarzinom ist 40 – 50mal häufiger als eine (spontane) Fettgewebsnekrose.
3. Viele Frauen mit einem Mammakarzinom geben anamnestisch ein Brusttrauma an, auf das sie den „neuentstandenen" Tumor zurückführen.

Literatur

16, 24, 29, 80, 158, 205, 219, 248, 308, 323

Fibroadenom

Definition

Hyperplastischer Prozeß der duktal-lobulären Einheit mit umgebender Bindegewebsproliferation.

Unter vermehrter Östrogeneinwirkung auf die Epithelien der Drüsengänge und auf das Bindegewebe entstehen Proliferationen mit fibrösen und glandulären Anteilen. Entsprechend ihrer Zusammensetzung werden sie als Fibrom, Fibroadenom oder Adenom bezeichnet.

Mit der Menopause setzen Rückbildungsvorgänge am Fibroadenom ein. Es kommt zu Kalkeinlagerungen und Hyalinisierungen.

Größe zwischen 1 und 5 cm, oft mit Verdrängung des umliegenden Fettgewebes.

Solitäres oder multiples Vorkommen, häufig mit mastopathischen Veränderungen assoziiert.

Maligne Entartung ist äußerst selten (0,1 – 0,3 %).

Klinisches Bild

Glatter, gut beweglicher, gummiartiger, indolenter Knoten unterschiedlicher Größe.

Diagnose/Befund

Zytologie

FNP: Einschichtiger Verband hirschgeweihartig formierter Duktusepithelien mit eingestreuten nackten bipolaren Kernen. Monomorphes Zellbild.

Histologie

Methode: Hochgeschwindigkeitsstanze oder offene Biopsie (TE).

Befund: Epithelial-mesenchymaler Tumor mit 2 Formen:

1. Intrakanalikulärer Typ (häufig)
2. Perikanalikulärer Typ (selten)

Sonderform: (Fibro)adenolipom: Tumor mit variablen Fettanteilen.

Fibroadenome in der Wachstumsphase besitzen einen großen Anteil von mukopolysaccharidhaltigem Stroma. Sie kommen bei jüngeren Frauen unter hormoneller Stimulation vor.

Ältere Fibroadenome zeigen meist fokale oder ausgedehnte Fibrosierung des Stromas und treten bei peri-/postmenopausalen Patientinnen auf.

Apparative Diagnostik
Mammographie
- Glatt begrenzter Tumor von mittlerer homogener Strahlendichte.
- Form: rund, oval.
- Größe: variabel.
- Multiples Vorkommen in 30 % der Fälle.
- Halozeichen.
- Weiche Lobulierung, z. T. Einkerbungen.
- Grobschollige Verkalkungen: popcornartiges Muster; Größe > 2 mm.
- Feine, peripher gelagerte, punktförmige oder strichförmige Mikroverkalkungen bei Verkalkungsbeginn.
- Radiologisch oft von einer Zyste nicht differenzierbar bzw. im dichten Drüsengewebe nur teilweise oder gar nicht abgrenzbar.
- Fibrosierte „ältere" Fibroadenome zeigen manchmal Randunschärfe.

Sonographie
- Mittel der Wahl zur Abgrenzung zystischer/solider Raumforderungen.
- Solider Tumor mit scharfer, glatter Außenbegrenzung.
- Form: oval, grob gelappt.
- Längsachse: horizontal ausgerichtet.
- Mittlere oder fehlende Schallverstärkung; gelegentlich feine laterale Schallschatten.
- Echogenität: echoarm.
- Echostruktur: homogene feine, echoreiche Binnenechos.
- Variable Komprimierbarkeit bzgl. Form und Echostruktur.
- Randsaum: schmal, echoreich.
- Architekturstörung: fehlt.
- Bei Verkalkung/Fibrosierung:
    - Zentraler Schallschatten z. T. ohne erkennbaren Herdbefund.
    - Kontur unregelmäßig.
    - Inhomogene Binnenechos.
    - Abnehmende Komprimierbarkeit.
    - Abgrenzung zum Karzinom kann schwierig sein.

Differentialdiagnose

Umschriebenes Karzinom, Zyste, Papillom, Lipom, Hämatom, Metastase, LK, Hamartom und Zyste (→DD Rundschatten).

Zyste

- Meist kleiner, zahlreicher.
- Ohne Lobulierung.
- Rund (Spannung).
- Röntgenologisch dichter.
- Entlang der Brustwand ausgerichtet.
- Zum Teil Eggshell-Kalzifikation.
- Höheres Alter der Patientinnen.

Epidemiologie

Häufigkeit

Häufigste gutartige Geschwulst der Brust.
In ca. 10 % des nicht selektionierten Autopsiematerials bei über 40jäh-
rigen Frauen.

Erkrankungsalter

30. – 35. Lebensjahr.

Zusatzinformation

Notabene

1. Bei einem rundlich-ovalen, glatt begrenzten Knoten (mit oder ohne
   Halo; mit oder ohne Verkalkungen) ist die Wahrscheinlichkeit eines
   gutartigen Prozesses größer als 98 %. Glatte Begrenzung liegt nur
   dann vor, wenn der scharf begrenzte Tumorrand in über 75 % über-
   lagerungsfrei beurteilbar ist (Sickles 1994). Kontrolluntersuchungen
   sind jedoch erforderlich.
2. An eine maligne Entartung sollte gedacht werden bei:
   - Sehr großen Fibroadenomen.
   - Schnellem Wachstum.
   - Gruppiertem Mikrokalk.
   - Neuauftreten in höherem Alter.
3. Kleine, zytologisch gesicherte Fibroadenome können bei Beschwer-
   defreiheit in situ verbleiben, sofern klinisch-sonographische Kontrollen erfolgen.

Literatur

22, 29, 80, 103, 110, 122, 133, 135, 157, 158, 165, 205, 248, 255, 299, 323, 327, 338, 344

Fremdkörper

Ätiologie
Ursachen
Nadeln, Nahtmaterial, Projektile, Prothesen, Silikonextravasate.

Klinisches Bild
Meist asymptomatisch.
Tumor palpabel infolge der narbigen Abkapselung des Fremdkörpers.

Apparative Diagnostik
Mammographie
Im allgemeinen nur erkennbar bei metallischem Material oder Ausbildung von Verkalkungen in der Umgebung des Fremdkörpers.

CAVE
Karzinomentstehung neben einem Fremdkörper nicht übersehen!

Literatur
80, 248, 255

Galaktorrhoe

Definition

Außerhalb von Gravidität und Laktationsperiode auftretende, spontane, meist beidseitige, milchähnliche Sekretion.
Die Galaktorrhoe ist das klassische Leitsymptom der Hyperprolaktinämie. Sie tritt bei 30–80 % der hyperprolaktinämischen Patientinnen auf.

Ätiologie

Ursache extramammär.

1. Hypophysäre Störungen
   - Prolaktinome
   - Hypophysenzysten
   - Hyperplasie prolaktinsezernierender Hypophysenzellen
2. Hypothalamische/ZNS-Erkrankungen
   - Enzephalitis
   - Trauma
   - Hypothalamische Tumoren (z. B. Kraniopharyngeom)
   - Nicht prolaktinproduzierende intra-/supraselläre Tumoren
   - Empty-Sella-Syndrom
   - Sarkoidose, Histiozytose
3. Neurogene/psychiatrische Störungen
   - Reizung von Thoraxnerven (Mammaprothese, Herpes zoster, Thorakotomie)
   - Narben
   - Verbrennungen
   - Psychiatrische Erkrankungen
   - Psychogene Ursachen
   - Tabes dorsalis
4. Nicht zentralnervöse (endokrine) Ursachen
   - Hypothyreose
   - Hypothalamische Hyperthyreose
   - Niereninsuffizienz
   - Insulinhypoglykämie
   - Akromegalie
   - Cushing-Syndrom
   - Hyperandrogenämie

- Endometriose
- IUD
- Paraneoplastisches Syndrom (Bronchialkarzinom, Hypernephrom)
- Porphyrie

5. Medikamente
- Antiemetika (z. B. MCP)
- Neuroleptika (z. B. Haloperidol, Fluspirilen)
- Antihypertensiva (z. B. Methyldopa, Clonidin)
- Antidepressiva (z. B. Amitriptylin, Imipramin)
- Antiepileptika
- Orale Kontrazeptiva
- Antihistaminika (z. B. H_2-Blocker)
- Tranquilizer

6. Sonstige Ursachen
- Brustmanipulation (Saugakt beim Stillen)
- Schwangerschaft
- Koitus
- Stress (akut/chronisch)
- Sport
- Schlafphase
- Operation
- Schmerzen (z. B. Blutabnahme)

Klinisches Bild

- Palpation der Mammae: Beim radiären, zur Mamille gerichteten Ausstreichen der Mammae Spontansekretion provozierbar. Kein Tumor palpabel.
- Häufig assoziiert mit Zyklusstörungen und sekundärer Sterilität:
  - Anovulation.
  - Corpus-luteum-Insuffizienz.
  - Oligo-/Amenorrhoe (10–40 % der Fälle).
- Gelegentlich Hirsutismus und Seborrhoe.
- Bei zentraler Ursache: Gesichtsfeldausfälle, Kopfschmerzen, zerebrale Störungen.

Apparative Diagnostik
Labor:
- Prolaktinbestimmung am 22. Zyklustag: Normalbereich 3 – 16 ng/ml; Hyperprolaktinämie > 200 ng/ml.
- Basales TSH, T_3, T_4.
- Metoclopramidtest: Indikation: Prolaktin > 40 und < 200 ng/ml; nach Gabe von 10 mg MCP Prolaktinanstieg nach 25 min < 200 ng/ml normal.

Mammographie
Unauffälliger Befund.

Zytologie
Sekretions-/Kontaktzytologie: Ausschluß von intramammären Ursachen.

Weitere bildgebende Verfahren
Indikation: Prolaktin > 40 ng/ml.
NMR (evtl. CT) der Sellaregion. („Sellazielaufnahme" obsolet)

Ophthalmologische Untersuchung
Perimetrie.

Differentialdiagnose
→Pathologische Mamillensekretion

Therapie
Nach Ausschluß gravierender zentraler (Prolaktinom), endokrinologischer (Hypothyreose) oder medikamentenbedingter Galaktorrhoe ist keine Therapie notwendig. Es genügt, die Patientin zu beruhigen.
Bei Leidensdruck der Patientin bzw. Kinderwunsch kann eine medikamentöse Therapie mit Dopaminagonisten (Bromocriptin/Lisurid) erfolgen.
Bei Mikroprolaktinomen mit Wachstumstendenz kann eine Dauertherapie mit Dopaminagonisten nötig werden.
Makroprolaktinome sollten neurochirurgisch vorgestellt werden, wobei meist eine transphenoidale Adenomektomie vorgenommen wird.

Literatur
20, 52, 108, 110, 123, 129, 189, 202, 257, 258, 294, 300, 306, 339, 372, 375, 377

Gynäkomastie

Definition

Durch hormonelle Einflüsse kommt es bei der männlichen Brust zur Hyperplasie der epithelialen und mesenchymalen Drüsenanteile mit Vergrößerung des Drüsenkörpers.

Ursächlich ist pathophysiologisch ein Ungleichgewicht zwischen freien Östrogenen und freien Androgenen, d. h. der Östrogenspiegel ist absolut oder relativ erhöht (vermehrte Sekretion, verminderte Metabolisierung, vermehrte extraglanduläre Aromatisierung, exogene Zufuhr) oder die Androgenspiegel sind erniedrigt (verminderte Sekretion, erhöhter Metabolismus, vermehrte Bindung an SHBG). Selten liegt ein Androgenrezeptordefekt vor.

Ätiologie

Ursachen

1. Idiopathisch (z. B. pubertär).
2. Organische Erkrankung: Kryptorchismus, Klinefelter-Syndrom, Mumps, NNR-Erkrankung, chronische Lebererkrankung, Lungenerkrankung, Hyperthyreose, endokrine Tumoren (Hoden, Hypophyse, NNR), paraneoplastisches Syndrom, chronische Nierenerkrankung (Hämodialyse).
3. Medikamente: Östrogentherapie, Digitalis, Reserpin, Cimetidin, Ranitidin, trizyklische Antidepressiva, Spironolacton, HCG, Isoniazid, Ketoconazol, Cyproteronacetat, Amiodaron, ACE-Hemmer, Methyldopa, Nifedipin, Verapamil, Haloperidol, Phenytoin, Alkohol, Heroin.

Klinisches Bild

- Brustvergrößerung und palpable Verhärtung.
- Meist bilaterales Auftreten.

Apparative Diagnostik

Labor

- Hormonanalyse: HCG, LH, Testosteron, E_2, Prolaktin.
- Ausschluß Leber-, Nieren-, Schilddrüsenfunktionsstörung.

Mammographie

- Hypertrophie des subkutanen Fettgewebes.
- Symmetrische Vergrößerung des Drüsenkörpers:
  - Umschriebene („ballartige") oder zungenförmige dreieckige Verdichtung.
  - Retromamilläre Lokalisation.
  - Diffuse, fibroglanduläre Verdichtung (= Mastopathie).
- „Pseudoverdickung" der Haut.
- Prominente Milchgänge.

Sonographie

Entspricht dem Bild der fibrozystischen Mastopathie der Frau.

Weiterführende Diagnostik

Hoden-Sonographie.
Abdominales CT zum Ausschluß von Keimzell-/NNR-Tumor.

Differentialdiagnose

Mammakarzinom, Pseudogynäkomastie (Adipositas!), Neurofibrom, Lipom, Hämatom, Lymphangiom.

Therapie

1. Ursache beseitigen (z. B. Medikamente absetzen).
2. Nil facere, sofern organische Ursachen ausgeschlossen sind.
3. Medikamentöse Therapie:
   - Indikation: Schmerzen, starkes Brustspannen, psychische Belastung.
   - Medikamente: Dihydrotestosteron (Remission 75 %), Antiöstrogene wie Tamoxifen (Remission 80 %), Aromatasehemmer.
4. Subkutane Mastektomie: Ultima Ratio in therapieresistenten Fällen.

Prognose

Hohe Rate an spontanen Remissionen (bis 85 %).

Epidemiologie

Häufigkeit

85 % der Brusttumoren bei Männern.

Erkrankungsalter

Adoleszenz oder höheres Lebensalter.

Literatur

38, 46, 80, 226, 231, 248, 255, 283, 299, 326, 376

Hamartom

Synonyma: Adenofibrolipom

Definition

Benigne tumorartige Fehlbildung mit Pseudokapsel.
Histologisch besteht der Tumor aus den normalen Bestandteilen der Brustdrüse, also auch Drüsenparenchym, Fettgewebe, Bindegewebe und z. T. Muskelfasern („kleine Mamma in der Mamma").
Eine maligne Entartung ist extrem selten.

Klinisches Bild

Weicher, glatt begrenzter, mobiler Tumor.

Diagnose/Befund

Normalerweise ist das Mammographiebild pathogonomisch, und es bedarf keiner weiteren Abklärung.
Im Zweifelsfall sollte eine Stanzbiopsie vorgenommen werden.

Apparative Diagnostik

Mammographie

- Glatt begrenzter Knoten.
- Unterschiedliche Strahlendichte.
- Fettdichte Anteile (Strahlentransparenz).
- Pseudokapsel.

Sonographie

- Glatt begrenzter, solider Herdbefund.
- Echoarme bzw. fettgleiche Densität.
- Echoreiche Bindegewebssepten.
- Pseudokapsel.
- Gute Komprimierbarkeit.
- Gute Mobilität.

Differentialdiagnose

Lipom, Galaktozele, Ölzyste, Lymphknoten, Fibroadenome ($\rightarrow$ DD Rundschatten).

Literatur

16, 29, 80, 112, 159, 165, 326, 327

Hautveränderungen

Einführung

Die meisten Hautveränderungen (außer Rötung und Überwärmung) sind radiologisch darstellbar, bevor sie klinisch bemerkbar sind.

Leitsymptome

Hautläsionen

Benigne

- Hämatom
- Irritierende Lotionen, Salben oder Deodorants
- Narben
- Naevi (sehr deutliches Lufthalo)
- Schweißdrüsenadenom
- Epidermale Zyste
- Morbus Recklinghausen
- Granulome (Tbc, Lues II, Morbus Boeck)

Maligne

- Mammakarzinom mit Hautsatelliten
- Melanom
- Basaliom (selten)
- Lymphom
- Lymphangiosis carcinomatosa cutis

Hauteinziehung

Benigne

- Narbe (Z. n. Operation)
- Organisiertes Hämatom
- Fettgewebsnekrose
- Chronische Mastitis

Maligne

- Mammakarzinom (tritt vor Orangenhaut, Plateauphänomen und Konturveränderung auf)

Hautverdickung

Benigne

- Trauma: Z. n. Biopsie, Z. n. FNP, Verbrennung
- Keloidbildung
- Fettgewebsnekrose
- Z. n. Strahlentherapie der Brust
- Herzinsuffizienz, Anasarka anderer Ursache
- Myxödem
- Mastitis
- Rapider Gewichtsverlust
- Diffuse Einblutung
- Idiopathische Hypertrophie

Maligne

- Mammakarzinom
- Morbus Paget
- Inflammatorisches Karzinom

Notabene

1. Jeder mammographischen oder sonographischen Untersuchung muß die klinische Inspektion und Palpation vorausgehen und die Hautveränderung protokolliert werden.
2. Jede ungeklärte Hautveränderung muß Anlaß zur Malignomsuche sein.
3. Bei lokalisierter Hautläsion kann manchmal die Sonographie (evtl. mit Wasservorlauf) weiterhelfen.

Literatur

10, 72, 74, 80, 125, 206, 248

Indikationen zur bildgebenden Diagnostik

Mammographie

- Voluminöse Brüste.
- Mastopathie.
- Klinisch unklarer Tastbefund.
- Mamillensekretion.
- Morbus Paget.
- Karzinomfrüherkennung:
  - Basismammographie zwischen 30. und 35. Lebensjahr.
  - Kontrollmammographie alle 2 Jahre ab 40. Lebensjahr.
  - Kontrollmammographie bei Risikogruppen jährlich (Empfehlungen der dt. Gesellschaft für Senologie);
    Risikogruppen: familiäre Belastung; kontralaterales Karzinom; proliferative Mastopathie.
- Nachsorge bei Mammakarzinom:
  - Jährliche Mammographie.
  - Nach BET zusätzlich nach 6 und 18 Monaten.

Notabene

1. Methode der Wahl zur Primärdiagnostik bzw. zur Frühdiagnose („early cancer"). Treffsicherheit: 85–95 % bei Mammakarzinom, 95 % bei Carcinoma in situ, 95 % bei Tumorgröße > 0,5 cm (BCDDP-Studie).
2. 5 % der klinischen (= palpablen) Karzinome können mammographisch nicht erfaßt werden.
3. Strahlenbelastung bei heutigem Standard bei je 2 Aufnahmen in 2 Ebenen: < 0,005 Sv (Gy) = 5 mSv (mGy).Das strahlenbedingte Brustkrebsrisiko wird mit 0,6 % pro Sv angenommen (Internationale Strahlenschutzkommission). Bei einer Dosis von 5 mSv pro Mammographieserie ergibt sich ein Risiko, an Brustkrebs zu sterben, von 0,003 %.

Bei 30 Aufnahmen (im Alter von 40–70 Jahren) erhöht sich das strahlenbedingte individuelle Mammakarzinomrisiko von 12 % (= Durchschnittsrisiko der weiblichen Bevölkerung) um ca. 0,03 auf 12,03 %.
Da die durchschnittliche Latenzzeit zwischen Strahlenexposition und Tumormanifestation > 40 Jahre beträgt, sinkt das rechnerische Risiko bei über 50jährigen Frauen auf 1/3 ab. Die Nutzen-Risiko-Relation be-

trägt bei Frauen > 50 Jahre 400 – 500 : 1 (Daten von Jung: Jahrestagung der deutschen Gesellschaft für Senologie, Berlin, 1997).

Mammasonographie

- Palpationsbefunde.
- Röntgendichte Brust (fibrozystische Mastopathie).
- Mammographisch unklare Befunde.
- Malignom: Tumorgröße/Ausdehnung/Multizentrizität/Bilateralität.
- Onkologische Nachsorge: nach Ablatio mammae (Thoraxwandrezidiv); nach BET.
- Postoperative Kontrolle: Hämatom, Serom, Prothesen.
- Sonographisch geführte Punktion: Zystenentleerung, Punktion solider Befunde, präoperative Drahtmarkierung.
- Axilläre Lymphknotenvergrößerung.
- Mikrokalk (relative Indikation).

NMR der Mamma

- DD Narbe oder Karzinom nach PE.
- DD therapiebedingter Veränderungen oder Rezidiv nach brusterhaltender Tumorchirurgie.
- Implantate.
- Multifokalität bzw. Bilateralität eines Karzinoms (relative Indikation).

Literatur

80, 111, 113, 135, 171, 177, 205, 283

Inflammatorisches Mammakarzinom

Definition

Umschriebener (2/3 der Fälle) oder diffuser Tumor (1/3 der Fälle).
Ausbreitung im Parenchym mit Durchsetzung der Kapillaren und kutanen Lymphbahnen.
Schnelles Tumorwachstum. Niedriger Differenzierungsgrad.
Lymphstau: gerötete, verdickte, erysipelartige Haut.
Großflächige Infiltration der Thoraxwand mit Bildung eines „cancer en cuirasse".
Rezeptorstatus: meist Östrogen- und Progesteronrezeptor-negativ.

Einführung

Das inflammatorische Mammakarzinom ist eine primär klinische Diagnose!

Klinisches Bild

- Plötzlicher Beginn und schnelles Fortschreiten der Symptomatik.
- Schwere- und Spannungsgefühl der Brust.
- Schmerzhafte Brustvergrößerung.
- Haut: Rötung, Überwärmung, Einziehung, „peau d'orange".
- Palpabler Tumor in 60 % der Fälle.
- Fixierung des Tumors meist an Haut oder Pektoralismuskel.
- Mamillenretraktion in 50 % der Fälle.
- Homolaterale Lymphknoten fast immer vergrößert (z. T. auch supraklavikuläre LK).
- Die dermale Lymphangiosis führt z. T. nur zu Grobporigkeit und Hautödem (ohne Entzündungszeichen!).

Notabene

Bei unklarem Bild ist eine einwöchige Antibiotikatherapie vertretbar.
Bei fehlender klinischer Besserung muß dann jedoch die Diagnose histologisch erzwungen werden!

Diagnose/Befund

Zytologie

Punktionszytologie: Tumorzellen.

Histologie

Haut-/Unterhautbiopsie (offene PE oder Punch-Biopsie).

Apparative Diagnostik

Mammographie

- Generalisierte Hautverdickung.
- Diffuse Dichtezunahme der Brust.
- Knoten wegen der diffusen Verschattung oft schwer abgrenzbar.
- Einseitige Größenzunahme und Asymmetrie der Brust.
- Erhöhte vaskuläre Perfusion.
- Suspekte, vergrößerte axilläre Lymphknoten.
- Eventuell Verkalkungen sichtbar.
- Vermehrte Unschärfe der Ligamente.
- Retikuläre, streifige Verdichtung im Subkutan- und Präpektoral-raum.

Sonographie

- Hautverdickung.
- Interstitielle Flüssigkeitsansammlung durch dilatierte Lymphspal-ten.
- Echoarme Tumorknoten (z. T. jedoch kein Herdbefund erkennbar).

Differentialdiagnose

Akute Mastitis, Abszeß, entzündete Zyste, Lymphblockade anderer Ursachen, (Metastasen/Lymphome/kardiale Anasarka/Z. n. Radiatio/ Vena-cava-superior-Thrombose etc.).

Therapie

Zytostatikatherapie und Operation (= Sandwich-Schema).
Verwendet wird eine Polychemotherapie unter Einschluß von Adria-mycin oder Epirubicin (z. B. FAC, EC, AV), wobei üblicherweise je 3 neoadjuvante und 3 adjuvante Zyklen empfohlen werden.
Von einigen Autoren wird anstelle der Operation (radikale Mastekto-mie mit oder ohne Entfernung des M. pectoralis, inklusive der axillären Lymphknotenstationen) die primäre Strahlentherapie der Brust und der Lymphabflußgebiete empfohlen. Andere führen eine Radiatio der Thoraxwand im Anschluß an die Operation durch. Signifikante Un-terschiede bezüglich des krankheitsfreien Überlebens und des Gesamt-

überlebens bestehen jedoch nicht. →Therapierichtlinien beim Mammakarzinom

Prognose
Ohne systemische Therapie
5-JÜR < 5 %.
90 % der Patientinnen entwickeln Fernmetastasen innerhalb von 2 Jahren.
Lokalrezidivrate: 50–80 %.
Mittlere Überlebenszeit: 16–26 Monate.

Mit systemischer Therapie
Response rate: 80 %.
3-JÜR: 40–70 %.
5-JÜR: 30–50 %.

Epidemiologie
Häufigkeit
1–2 % aller Mammakarzinome.

Erkrankungsalter
Durchschnittlich 51 Jahre.

Bilateralität
In bis zu 30 % der Fälle.

Literatur
30, 72, 80, 110, 133, 157, 164, 187, 248, 271, 276, 299, 327, 351

Invasives duktales Karzinom

Synonyma: Carcinoma scirrhosum, Carcinoma solidum simplex

Definition

Karzinomentstehung in den Epithelien des terminalen Milchganges (TDLE).
Ausgeprägte produktive Fibrose und Hyalinose des Bindegewebes.
Irreguläre, feine gruppierte Mikroverkalkungen (20–40 %).
Infiltrative und intraduktale Tumorausbreitung mit ausgedehnter Nekrose und Verkalkung.
Histologisch meist keine spezielle Differenzierung (NOS: „not otherwise specified“).
Tumorwachstum: 2/3 sternförmig infiltrierend, 1/3 umschrieben, relativ glatt begrenzt; selten diffus infiltrierend.
Oft ausgedehnte begleitende intraduktale Komponente (EIC: > 25 % des Tumorvolumens).
Malignitätsgrad G1–G3 (Klassifikation nach Bloom und Richardson 1957).

Einführung

Klassische und häufigste Form des infiltrierenden Mammakarzinoms!

Klinisches Bild

- Tumor: höckrig, derb, oft unverschieblich, meist indolent.
- Hautfixierung, „peau d'orange“.
- Plateauphänomen (Jackson-Test).
- Mamillenretraktion.
- Schrumpfung und Deformierung der Brust (fortgeschrittenes Stadium).
- Eventuell axilläre Lymphknotenvergrößerung.

CAVE

Die Hautretraktion geht häufig dem Tastbefund voraus. 10–15 % der tastbaren Karzinome sind mammographisch nicht darstellbar. Jeder Tastbefund, der größer als das radiologische Korrelat ist, gilt als malignomverdächtig.

Diagnose/Befund

Zytologie

Punktionszytologie: Sensitivität 75 – 85 %; Spezifität 89 – 100 %.
Zum Teil aus dem szirrhösen Gewebe nur unzureichend Materialgewinn möglich.

Histologie

Hochgeschwindigkeitsstanzbiopsie: Sensitivität 85 – 98 %; Spezifität 99 – 100 %.
Intraoperativer Schnellschnitt.

Apparative Diagnostik

Mammographie

- Zentrale Verschattung mit hoher röntgenologischer Dichte.
- Unscharfe Außenbegrenzung.
- Form: polyzyklisch, irregulär, selten glatt und rund.
- Sternförmige oder feine radiäre Ausläufer.
- Hautverdickung und Retraktionszeichen.
- Mikrokalzifikationen: in 35 % der Fälle mit oder ohne Weichteilschatten (wie DCIS).
- Streifige Verbindung zur Mamille („Warnungsstreifen").
- Architektur- und Symmetriestörung.
- Netzige, streifige Verdichtung in der Subkutis oder im retromammären Fettgewebe.
- Silhouettenzeichen: Verschwommenheit des Fettgewebes, Verdickung der Cooper-Ligamente.
- Vermehrte Gefäßzeichnung.
- Fokale Hauteinziehung oder Retraktion des retroglandulären Fettgewebes (Zeltphänomen).
- Vergrößerte, homogen dichte, evtl. unscharf begrenzte axilläre Lymphknoten.

Sonographie

- Irregulärer, gezackter, schlecht abgegrenzter Herdbefund.
- Architekturstörung: Unterbrechung der geordneten Parenchym- und Septenstruktur.
- Hyperechogener Randsaum.
- Echodensität: echoarmer bis echoleerer Herd.
- Echostruktur: inhomogene Binnenechos.

- Starker zentraler Schallschatten oder zumindest exzentrische Schall-abschwächung.
- Verminderte Verschieblichkeit.
- Nach Kompression: keine Form- oder Echostrukturänderung.
- L/T-Quotient > 1: Relation von Longitudinal- zu Transversalachse. (Größte Längsausdehnung des Tumors zur Thoraxwand ausgerichtet)
- Wasser- und zellreiche Karzinome imponieren oft rundlich mit schmalem echogenen Randsaum und mit einer Schallverstärkung (oft neben einem breiten, einseitigen lateralen Schallschatten).

CAVE

1. Mikroverkalkungen sind im allgemeinen nicht darstellbar (Ausnahme: Schallkopffrequenz > 10 – 13 MHz).
2. Ein zentraler Schallschatten fehlt bei ca. 25 % der Karzinome. Medulläre, muzinöse und einige duktale Karzinome können sogar eine dorsale Schallverstärkung aufweisen. Unspezifische Schallschatten sind manchmal bei diffusem Karzinomwachstum vorhanden.
3. 20 % der duktalen Karzinome sind echodicht, d. h. echoreicher als das umgebende Drüsenparenchym.
4. Auf kleine Karzinome (< 1 cm) treffen die oben genannten sonographischen Kriterien nur bedingt zu.
5. Das sonographische Bild des duktalen Mammakarzinoms besitzt eine sehr große Variationsbreite.

Differentialdiagnose
Alle Veränderungen mit fibrotischer Begleitreaktion. →DD sternförmige Verschattung, →DD diffuse Mammaveränderungen, → DD Rundschatten

Therapie
Heute in 2/3 der Fälle brusterhaltende Operation: Segmentresektion und axilläre Lymphonodektomie (Level I-II/III).
Adjuvante Radiatio der Restbrust mit 50 Gy obligat (evtl. Boost von 10 Gy).

Abhängig vom Nodal-, Menopausen-, Hormonrezeptorstatus, Tumorgröße und Differenzierungsgrad erfolgt eine adjuvante endokrine Behandlung bzw. Zytostatikatherapie.
Adjuvante Radiatio der axillären Lymphabflußgebiete nur bei ausge-
dehntem metastatischen Lymphknotenbefall (> 3 LK) indiziert.→ Therapierichtlinien beim Mammakarzinom

Prognose

5-JÜR, nodal-negativ: 93 %.
5-JÜR, nodal-positiv: 72 %.
5-JÜR, Fernmetastasierung: 18 %.

Epidemiologie

Häufigkeit

65 – 75 % aller Mammakarzinome.

Erkrankungsalter

56 Jahre (im Mittel).

Literatur

26 – 29, 34, 36, 57, 80, 110, 124, 135, 144, 157, 158, 197, 205, 214, 222, 248,
255, 274, 276, 299, 323, 327, 338, 344

Jet-Nadelbiopsie

Synonyma: Hochgeschwindigkeitsstanze, large core needle biopsy

Definition

Mit hoher Geschwindigkeit (30 m/s) wird ein Gewebszylinder mittels einer automatisch vorgetriebenen Biopsienadel aus einem Tumor herausgestanzt. Die hohe Geschwindigkeit bewirkt, daß im Falle einer Gefäßverletzung keine Blutverunreinigung des Biopsates auftritt.

Material

Automatisches Punktionspistolett mit Federmechanismus zum Spannen (Pre-fire-Position) und Auslösen (Fire-Position) des Punktionsvorganges.

Crown-core-cut-Biopsienadel: Länge 100–160 mm; Nadelvortrieb 16–25 mm; Nadeldurchmesser 2,1–2,5 mm; Biopsatlänge 15 mm.

Vorgehen

- Rückenlage der Patientin.
- Hautdesinfektion.
- Lokalanästhesie der Punktionsstelle mit 2 %iger Xylocain-Lösung.
- Hautinzision mit dem Skalpell.
- Einlegen der Biopsienadel in das Pistolett.
- Spannen des Pistoletts.
- Biopsienadel an den Tumorrand heranführen.
- Patientin auf „Schußgeräusch" vorbereiten.
- Auslösen des Punktionsmechanismus.
- Bergen des Biopsates mit Hilfe einer sterilen Pinzette.
- Fixieren des Biopsates in 10 %iger Formalin-Lösung.
- Gegebenenfalls Wiederholung der Punktion.
- Pflasterverband.

Indikationen

1. Histologische Abklärung eines palpablen oder mammasonographisch darstellbaren Tumors (Größe > 5 mm), insbesondere um bei Benignitätsnachweis unnötige Mamma-TEs zu vermeiden.
2. Definitive Gewebsdiagnose (prätherapeutisch) zur Planung des operativen oder nichtoperativen onkologischen Vorgehens. Zum Beispiel:

- Präoperatives Downstaging: inflammatorisches Mammakarzinom.
- Rezeptorstatus bei inoperablen Karzinomen.
- Vor primärer Radiotherapie.
- Vor geplanter Sofortrekonstruktion.

3. Bei hohem operativen Risiko (z. B. alte Patientin) wird der intraoperative Schnellschnitt erspart.

Komplikationen

- Hämatom: deshalb Kompression für 5 min nötig.
- Milchgangsfistel.
- Stichkanalmetastasen (selten relevant).
- Pleuraverletzung: deshalb tangentiale Stichrichtung empfohlen.
- Lokale Infektion (sehr selten).

Beurteilung

1. Die Jet-Biopsie sollte heute unter sonographischer Kontrolle erfolgen. Durchschnittlich werden 3 – 10 Stanzen pro Läsion gewonnen. Treffsicherheit: methodische Sensitivität 85 – 98 %; methodische Spezifität 100 %. Bei Tumoren < 1 cm nimmt die Treffsicherheit ab.
2. Die Punktionsrichtung muß horizontal ausgerichtet sein, um Thoraxwand-, Pleura- und Lungenverletzungen zu vermeiden.
3. Die Punktion sollte – sofern irgend möglich – unter sonographischer Führung erfolgen. Eine photographische Dokumentation des Punktionsareales in Pre-fire- und Fire-Position ist dringend empfehlenswert, um nachweisen zu können, daß der abzuklärende Herd auch wirklich getroffen wurde.
4. Bei der Abklärung von nur mammographisch sichtbaren Herdbefunden oder Mikrokalk kann die Hochgeschwindigkeitsstanze unter stereotaktischen Bedingungen erfolgen. Hierzu muß allerdings eine aufwendige stereotaktische Punktionseinrichtung vorhanden sein, wie sie nur in hochspezialisierten Zentren gegeben ist.
   Die Präparatradiographie der Stanzzylinder ist obligat. Ob bei unauffälliger Stanzhistologie von Mikrokalk auf eine chirurgische Exzision verzichtet werden kann, ist z. Zt. Gegenstand der Diskussion.
5. Bei kleinen, harten und mobilen Tumoren kann die Biopsienadel abrutschen, und es kommt zu inadäquatem Materialgewinn. In diesen Fällen ist meist die Feinnadelpunktion des Tumors erfolgreicher.
6. Jet-Nadelbiopsie im Vergleich zur Feinnadelpunktion:

Vorteile
- Definitive Histologie mit Rezeptorbestimmung.
- Weniger falsch-negative oder inadäquate Resultate als bei der FNP.
- Ausreichend Materialgewinn auch bei bindegewebsreichen Tumoren.
- Kein speziell ausgebildeter Mammazytologe nötig.

Nachteile
- Invasivere Technik im Vergleich zur FNP.
- Aspiration von Zystenflüssigkeit nicht möglich.
- Höhere Komplikationsrate.
- Größerer Zeitaufwand bei der Punktion und bis zum Erhalt des histologischen Ergebnisses.
- Teuere Methode: Punktionspistolett ca. 2000 DM; Einmalnadel ca. 30 DM.
- Subjektiv größere Belastung für die Patientin („Schußgeräusch“).
- Lokalanästhesie nötig.
- Meist Mehrfachpunktionen (3 – 10) nötig.

Literatur
31, 83, 104, 106, 153, 302

Klassifikation von Mammatumoren (WHO 1981)

Epitheliale Tumoren

Benigne
1. Intraduktales Papillom
2. Adenom der Mamille
3. Adenom:
   - tubulär
   - laktierend

Maligne
1. Nicht infiltrierend
   - DCIS
   - CLIS
2. Infiltrierend
   - infiltrierend duktales Karzinom
   - infiltrierend duktales Karzinom mit dominierender DCIS-Komponente
   - infiltrierend lobuläres Karzinom
   - muzinöses Karzinom
   - medulläres Karzinom
   - papilläres Karzinom
   - tubuläres Karzinom
   - adenoid-zystisches Karzinom
   - sekretorisches Karzinom
   - apokrines Karzinom
   - Karzinom mit Metaplasie
   - andere Karzinomformen
3. Morbus Paget der Mamille

Gemischte mesenchymale und epitheliale Tumoren
1. Fibroadenom
2. Phylloides-Tumor
3. Karzinosarkom

Vermischte Tumoren
1. Bindegewebstumoren
2. Hauttumoren
3. Tumoren des hämatopoetischen und lymphatischen Gewebes

Unklassifizierte Tumoren

Dysplasie/fibrozystische Erkrankung

Tumorartige Läsionen
1. Duktale Ektasie
2. Entzündlicher Pseudotumor
3. Hamartom
4. Gynäkomastie
5. Andere

Klinische Untersuchung der Brust

Anamnese
- Frühere Brusterkrankungen.
- Operationen an der Mamma.

Beschwerden
  - Zyklusabhängig/permanent.
  - Schmerzen.
  - Schwellung.
  - Knoten.
  - Sekretion.
  - Rötung oder andere Hautveränderungen.
- Familiäre Mammakarzinombelastung.
- Menstruationsanamnese: LMP, Menarche, Menopause.
- Graviditäten und Stillzeit.
- Hormoneinnahme.

Inspektion mit erhobenen und gesenkten Armen
Beurteilung von
- Größe, Form, Kontur und Symmetrie der Mammae.
- Haut: Einziehung, Narben, Verfärbung, Naevi und Warzen, „Peau d'orange".
- Mamille: Höhenstand, Ekzem, Sekretion.

Palpation (im Sitzen, Stehen und Liegen)
Vorgehen
- Bimanuelle Palpation aller 4 Quadranten beider Brüste im Uhrzeigersinn.
- Palpation des axillären Mammaausläufers und der Submammärfalte.
- Palpation der Axillen sowie der Supra-/Infraklavikularregionen.
- Kompression des Drüsenkörpers zur Auslösung einer eventuellen Sekretion.

Analyse eines isolierten Tastbefundes
- Größe in cm (nur 20 % der palpablen Mammakarzinome sind kleiner als 2 cm).

- Lokalisation: Angabe der „Uhrzeit" und der Entfernung vom Areola-rand.
- Konsistenz: derb/weich/prallelastisch.
- Oberfläche: höckrig/glatt.
- Beweglichkeit: mobil/Fixierung an Haut oder Pektoralisfaszie.
- Druckschmerzhaftigkeit: meist Zeichen der Benignität; bei Malignität: nur 11-20 %.

Beurteilung

1. Treffsicherheit der palpatorischen Karzinomdiagnose: 70-80 %. Sie nimmt mit der Größe des Primärtumors zu: T1 = 14 %; T2 = 65 %; T3 = 90 %; T4 = 100 %.
2. Die Mehrzahl der Mammakarzinome werden von den Patientinnen selbst zuerst ertastet. Hieraus ergibt sich die Bedeutung der Anleitung zur Selbstuntersuchung.
3. Die palpatorische Beurteilung der Axilla ist in je 30 – 45 % falsch-positiv bzw. falsch-negativ.
4. Da Mammakarzinome bei der klinischen Entdeckung zu 80 % > 2 cm sind (= T2), aber schon bei einem Tumordurchmesser > 0,5 cm histologisch in 17 % axilläre Lymphknotenmetastasen (mit deutlicher Prognoseverschlechterung) zu erwarten sind, ist diese Methode zur Früherkennung von Karzinomen ungeeignet.
5. Die Abklärung eines suspekten Tastbefundes darf niemals aufgrund einer „unauffälligen" Mammographie unterbleiben.

Literatur

40, 58, 80, 113, 184, 234, 298

Komedokarzinom

Definition

Invasives duktales Karzinom mit dominierender intraduktaler Komponente.

Milchgänge sind mit atypischen, soliden, epithelialen Zellverbänden ausgefüllt. Starke zentrale Nekrotisierungstendenz mit degenerativer Verkalkung. Entstehung aus einem DCIS (Komedo-Typ).

Lokalisation: meist zentral; z. T. einen ganzen Quadranten einnehmend; bei Ausdehnung in Mamillenregion entsteht ein Morbus Paget.

Klinisches Bild

- Variables Bild: von völlig fehlender Symptomatik bis hin zu eindeutigen Karzinomzeichen.
- Umschriebene Druckdolenz bzw. Verhärtung.
- Mamillensekretion (ca. 30 %): serös, weißlich, selten auch blutig (Sekretionszytologie).
- Knotenbildung und Hautfixierung (fortgeschrittene Fälle).

Diagnose/Befund

Die definitive präoperative Karzinomdiagnose ist wichtig für die Planung des operativen Vorgehens.

Zytologie

Sekretions-/Punktionszytologie.

Histologie

Jet-Nadelbiopsie (präoperativ) oder Schnellschnitt (intraoperativ).

Apparative Diagnostik

Mammographie

- Leitsymptom ist gruppierter Mikrokalk (72 %):
  - Zahlreiche Verkalkungen.
  - Polymorphe Einzelstruktur (Größe, Form, Dichte, Begrenzung).
  - Gruppenformation: „Dreiecksprinzip" (Lanyi).
  - Oft diffuse Durchsetzung eines ganzen Quadranten.
- Knotige Verdichtung (12 %).
- Umgebungsstrukturen verschwommen.

- Asymmetrie oder fokale Architekturstörung.
- Duktuserweiterungen.
- Radiär angeordnete Ausläufer.

Sonographie
- Herdbefund mit Malignitätskriterien eines invasiven duktalen Karzinoms.
- Starke hyperreflexive Binnenechos durch Kalzifikationen bedingt.
- Oft keine klare Dignitätszuordnung möglich.

Differentialdiagnose
Mastopathische Fibrose, Fibroadenom, DCIS, sonstige Karzinome mit Verkalkungszeichen.→ DD Mikrokalk

Therapie
Modifiziert radikale Mastektomie mit axillärer Lymphonodektomie. Eventuell simultane oder sequenzielle plastische Rekonstruktion mit Expanderprothese oder durch Latissimus-dorsi- bzw. TRAM-Lappenplastik.→Therapierichtlinien beim Mammakarzinom

CAVE
BET (relativ) kontraindiziert beim Komedokarzinom.

Prognose
Abhängig von der Größenordnung des invasiv duktalen Anteils und vom Nodalstatus.
5-JÜR mit axillären LK-Metastasen 36 %.
5-JÜR ohne axilläre LK-Metastasen 90 %.
Wird die BET beim Komedokarzinom trotzdem durchgeführt, beträgt das Lokalrezidivrisiko ca. 20 %, während es bei anderen duktalen Karzinomen nur in 7 % der Fälle auftritt.

Epidemiologie
Häufigkeit
15 – 20 % aller malignen Mammatumoren.

Multizentrizität
30 %.

Bilateralität

10 %.

Literatur

80, 144, 152, 153, 174, 175, 200, 217, 248, 255, 291, 299, 308, 327, 336, 338

Lipom

Definition
Fettgewebsgeschwulst mit bindegewebiger Kapsel.

Klinisches Bild
Weicher, glatter, gut mobiler Tumor von variabler Größe.

Diagnose/Befund
Zytologie
Punktionszytologie: Fettbindegewebsverbände.

Histologie
Stanzbiopsie (Jet-Nadelbiopsie).

Apparative Diagnostik
Mammographie
- Strahlentransparenter Knoten.
- Form: rundlich-ovalär, gelappt.
- Außenbegrenzung: glatt und scharf.
- Bindegewebige Abkapselung: Fettgewebe ist umgeben von einer feinen Septierung.
- Fakultativ grobkörnige Verkalkungen (Liponecrosis).

Sonographie
- Rundherd mit scharfer und glatter Begrenzung.
- Form: weich lobuliert.
- Echodensität: fettgleich.
- Echostruktur: homogene gemischte Binnenechos.
- Retrotumoröses Schallverhalten: gleich.
- Deformierbarkeit der Form durch Kompression meist vorhanden.

Differentialdiagnose
→DD Rundschatten

Therapie
Klinische Beobachtung ausreichend bei zytologisch gesicherter Diagnose.

TE bei: Wunsch der Patientin; Deformierung der Brustkontur; starker
Größenzunahme.

Epidemiologie
Erkrankungsalter
Alle Altersgruppen.
Durchschnittlich 47 Jahre.

Literatur
26, 28, 29, 80, 110, 205, 248, 323

Lymphknoten intramammär

Einführung

Intramammäre Lymphknoten kommen häufig vor und sind als Normalbefund einzustufen.

Prädilektionsort ist der obere äußere Quadrant der Mamma.

Klinisch sind sie meist unauffällig.

Manchmal sind sie Anlaß unnötiger Biopsien.

Diagnose/Befund

Bei typischem Bild keine weitere Abklärung indiziert.

Bei unklarem Befund oder Verdacht auf metastatischen Befall kann eine sonographisch gesteuerte Feinnadelbiopsie oder Stanzbiopsie erfolgen.

Apparative Diagnostik

Mammographie

- Größe: < 1,0 cm.
- Form: oval.
- Kontur: glatt.
- Strahlendichte: mittel.
- Zentrale oder exzentrische rundliche Strahlentransparenz (= Hilus).
- Bei metastatischem Befall: Randunschärfe, Vergrößerung (> 1,5 cm), Dichtezunahme, Hilustransparenz nicht erkennbar.

Sonographie

- Glatt begrenzter, echoarmer Rundherd.
- Echoreiche, zentrale Zone („target pattern").
- Bei metastatischem Befall: Vergrößerung, Verlust der zentral vermehrten Echogenität.

Literatur

22, 28, 110, 112, 159, 161, 207, 326

Magnetresonanztomographie der Mamma (MRT)

Synonyma: Kernspintomographie, nuclear magnetic resonance
(= NMR)

Definition

Durch Applikation eines paramagnetischen Kontrastmittels, wie Gadolinium-DTPA, kommt es bei malignen Tumoren zu einer schnellen Anflutung („focal enhancement"). T 1 gewichtete Gradientenechosequenzen werden verwendet.

Durch Subtraktion der Signalintensität vor und nach Kontrastmittelgabe können Tumoren gut dargestellt werden.

Die Aufzeichnung der Zeit-Signalintensitäts-Kurven läßt eine Unterscheidung zwischen benignen und malignen Tumoren treffen: so nimmt z. B. 1 min nach Kontrastmittelgabe die Signalintensität bei Karzinomen um mindestens 90 %, die eines Fibroadenoms jedoch nur um 60 % zu. Aufgrund der großen Standardabweichungen innerhalb der einzelnen Tumorgruppen treten allerdings viele Überschneidungen zwischen benignen und malignen Tumoren auf.

Indikationen

Kontrastmittel-MRT zum Nachweis/Ausschluß von Karzinom bei:
1. Patientinnen mit Silikonprothese mit/ohne Mastektomie.
2. Mammographisch/sonographisch schwierig zu beurteilende Mammae.
   - Nach brusterhaltender Therapie (Operation und Radiatio).
   - Postoperative Narbenbildung.
   - Axilläre Lymphknotenmetastasen bei unbekanntem Primärtumor.
3. Nachweis/Ausschluß von Multifokalität oder Multizentrizität eines Mammakarzinoms.

Beurteilung

1. Das MRT ist die Methode mit der größten Sensitivität (ca. 90 %). Auch sehr kleine Tumoren (> 5 mm) können mittels MRT dargestellt werden. 5 – 12 % der Karzinome werden jedoch nicht erkannt (falsch-negative Befunde). Die Rate falsch-positiver Befunde liegt bei 22 %.

2. In Untersuchungen an selektioniertem Patientengut (Karzinomprävalenz: 0,33) konnte eine Sensitivität der MRT von 88 % (Mammographie: 85 %) erzielt werden, wobei die Spezifität beider Methoden jedoch nur jeweils 67 % betrug. Der positive Vorhersagewert des MRT war 74 % und für die Mammographie 61 % (Keßler 1995). In den meisten Studien wird eine Sensitivität der MRT von 90–95 % erreicht, aber die Spezifität liegt nur zwischen 30–90 %. Die Spezifität ist zum Teil durch die Wahl des Schwellenwertes (Cut-off-point) und zum Teil durch die Patientenselektion bedingt.

3. Das MRT ist geeignet zur Beurteilung der Brust nach Aufbauplastik und zur DD zwischen Narbe und Rezidiv nach BET. Die Methode sollte allerdings frühestens 18 Monate nach BET bzw. 6 Monate nach einfacher Probeexzision eingesetzt werden. Progressive Narbenbildung, wie sie in 10 % der Fälle postoperativ auftritt, kann jedoch auch dann noch falsch-positive Resultate im MRT liefern.

4. Eine sichere Beurteilung mittels MRT ist nicht möglich bei:
   - DD: benigner/maligner Tumor.
   - DD: Entzündung/Karzinom.
   - DD: Mastopathie/Karzinom.
   - Erkennen von Mikrokalk und In-situ-Karzinomen.
   - Veränderungen bei Schwangerschaft und Laktation.
   - Untersuchung von dichten mastopathischen Mammae.

5. Bei klinischem Verdacht kann ein Karzinom niemals aufgrund eines fehlenden Kontrastmittelenhancements im MRT ausgeschlossen werden.

6. In der Dignitätsbeurteilung eines mammographisch/sonographisch unklaren Herdbefundes ist die Jet-Stanzbiopsie dem Kontrastmittel-MRT deutlich überlegen.

7. Das MRT ist der Mammographie in der Entdeckung von In-situ-Karzinomen deutlich unterlegen: 30–70 % der In-situ-Karzinome können mit der MRT nicht aufgefunden werden.

8. Trotz vieler Studien ist der endgültige Stellenwert der MRT für die Mammadiagnostik noch nicht klar definiert.

Literatur

5, 82, 110, 142, 154–157, 170, 173, 177, 260, 325, 351

Mammakarzinom des Mannes

Definition
Mammakarzinom in der männlichen Brustdrüse.
Meist handelt es sich histologisch um ein duktales Karzinom.

Klinisches Bild
- Meist zentral lokalisierter, schmerzloser Knoten (47 %).
- Mamilleneinziehung (22 %).
- Mamillensekretion.
- Ulzeration.
- Axilläre Lymphknotenvergrößerung.

Diagnose/Befund
Zytologie
Punktionszytologie.

Histologie
Jet-Nadelbiopsie.
65 % invasiv duktal.
20 % In-situ-Karzinome.

Apparative Diagnostik
Mammographie
Typische Malignitätskriterien meist vorhanden:
- Irreguläre Verdichtungsfigur mit radiären Ausläufern.
- Hauteinziehung.
- Mamillenretraktion.
- Mikrokalk.
- Parenchymasymmetrie.

Zum Teil liegt ein gut umschriebener, retromamillärer, zentraler Tumor vor, der nicht von den Veränderungen einer Gynäkomastie unterscheidbar ist. Hier kann die Mammasonographie hilfreich sein.

Therapie

Modifiziert radikale Mastektomie mit axillärer Dissektion.
Postoperativ: Radiatio von Brustwand, axillären, parasternalen und su-
praklavikulären Lymphknotenstationen, je nach Ausdehnung des LK-
Befalls.
Bei Metastasierung:

- Primär: Hormontherapie (GnRH, Antiandrogene, Orchiektomie, Tamoxifen).
- Sekundär: Zytostatikatherapie (analog der Frau).

Prognose

Nodal-negative Stadien: 5-JÜR 77 % – 90 %.
Nodal-positive Stadien: 5-JÜR 38 % – 74 %.

Epidemiologie

Häufigkeit

< 1 % aller Mammakarzinome.
In 30 % liegt eine familiäre Mammakarzinombelastung vor.

Erkrankungsalter

Altersgipfel: 50. – 70. Lebensjahr.

Zusatzinformation

Notabene

Die Diagnose wird meist erst sehr spät gestellt.
Bei Diagnosestellung haben 50 – 80 % axilläre Lymphknotenmetastasen.

Literatur

38, 46, 80, 226, 231, 248, 255, 283, 299, 326, 376

Mammakarzinom: Multizentrizität/Multifokalität/Bilateralität

Definition

Multizentrizität

Tumoren in verschiedenen Quadranten der Brust oder bilaterales Auftreten.

Multifokalität

Mindestens zwei Tumorherde im selben Quadranten der Brust, zwischen denen sich mehr als 20 mm benignes Gewebe befindet.

Bilateralität

Tumoren in beiden Brüsten.

Multizentrizität

Häufigkeit

Invasive Karzinome: ca. 33 % (Range: 13 – 74 %).
DCIS: 32 – 41 % (davon: 10 – 31 % bilateral).
CLIS: 60 – 70 % (davon: ca. 30 % bilateral).
Die Schwankungsbreite der Literaturangaben ergibt sich sowohl aus unterschiedlichen Definitionen als auch aus der Sorgfältigkeit der histologischen Aufarbeitung.

Beurteilung

Da Multizentrizität die Prognose dramatisch verschlechtert und brusterhaltendes Vorgehen kontraindiziert ist, ist die präoperative Diagnose sehr wichtig.
Diagnose der Multizentrizität: Klinisch erfaßt 10 %, Mammographie 33 %, Sonographie 89 %.

Bilateralität

Häufigkeit

Das Risiko einer Mammakarzinompatientin, an einem Zweitkarzinom der kontralateralen Brust zu erkranken, ist 2 – 7mal höher als im Vergleichskollektiv. Insbesondere prämenopausale Frauen sind dreimal so häufig betroffen wie Frauen nach der Menopause: 13 % vs. 3,5 %.

Ein bei der Primärdiagnose simultan vorhandenes kontralaterales Karzinom kann in 0,7 – 2,6 % mammographisch diagnostiziert werden.
Die subsequente Manifestation eines klinischen Zweitkarzinoms kontralateral soll bei 3,7 % der Karzinompatientinnen innerhalb von 10 Jahren auftreten.
Histologische Untersuchungen zeigten jedoch, daß ein kontralaterales Zweitmalignom in etwa 20 – 25 % der Fälle angenommen werden muß, wobei in 7,7 % invasive Karzinome und in 13,1 % Carcinoma-in-situ-Herde vorhanden sind. Autopsiestudien ergaben noch weit höhere Prävalenzen.

Beurteilung

Konsequente klinische, mammographische (jährlich) und sonographische Überwachung der kontralateralen Brust ist bei allen Mammakarzinompatientinnen indiziert.

Literatur

4, 28, 30, 32, 80, 100, 131, 159, 178, 195, 205, 218, 272, 299, 303, 326, 350, 351

Mammakarzinom und Schwangerschaft

Diagnose/Befund

Auch während der Schwangerschaft und der Laktationsperiode muß die klinische Brustuntersuchung erfolgen.

Jeder unklare Tastbefund muß mammographisch, sonographisch und zytologisch (FNP) abgeklärt werden.

Der Zytologe sollte über das Vorliegen einer Gravidität informiert werden, um falsch-positive Diagnosen zu vermeiden.

Klinische, mammographische, sonographische und zytologische Befunde entsprechen denjenigen nichtschwangerer Frauen mit Mammakarzinom.

Aufgrund der hohen Strahlendichte der Brust in der Schwangerschaft ist die Mammographie oft wenig aussagekräftig und die Sonographie gilt hier als überlegen. Im Zweifelsfall muß die Diagnose mit einer offenen Biopsie erzwungen werden.

Die Diagnose wird leider oft sehr spät gestellt, so daß 3/4 der Patientinnen schon axilläre Lymphknotenmetastasen haben.

Therapie

Das operative Vorgehen ist analog dem nichtschwangerer Patientinnen, wobei die brusterhaltende Tumorchirurgie im 1./2. Trimenon überwiegend als kontraindiziert angesehen wird.

Prognose

Eine Schwangerschaft nach einer Mammakarzinombehandlung (7 % der fertilen Frauen) verschlechtert weder die Rezidivquote noch das Gesamtüberleben.

10-JÜR nach Mastektomie: nodal-negativ 77 %; nodal-positiv 56 %.

Epidemiologie

Häufigkeit

0,1 – 0,7 pro 1000 Graviditäten.

Bei 2 – 5 % aller Mammakarzinome liegt gleichzeitig eine Gravidität vor.

Zusatzinformation

Notabene

1. Die für die Allgemeinanästhesie nötigen Stickoxide und Inhalations-narkotika erhöhen zwar das Risiko einer Frühgeburtlichkeit und einer intrauterinen Wachstumsretardierung, sind aber nicht mit erhöhten kongenitalen Malformationen assoziiert.
2. Die Tumoren sind meist rezeptornegativ. Ursache: vermutlich Rezeptorblockade durch hohe zirkulierende Steroidhormonspiegel.
3. Bei BET besteht die Problematik der adjuvanten Radiotherapie: die auf den Embryo einwirkende Streustrahlung muß unter 0,1 Gy bleiben. Abhängig vom Schwangerschaftsalter wird bei der üblichen Bestrahlungsdosis von 50 Gy eine den Feten erreichende Streustrahlung von 0,1 – 2 Gy angenommen. Empfehlenswert ist deshalb das Verschieben der adjuvanten Radiotherapie auf einen Zeitpunkt post partum. Ob hierdurch die Lokalrezidive ansteigen, ist bislang unklar.
4. Postoperative Zytostatikatherapie im 1. Trimenon ist kontraindiziert, im 2./3. Trimenon eventuell möglich. Zu diskutieren ist eine vorzeitige Entbindung bei Lebensreife des Kindes.
5. Ein Mammakarzinom per se ist keine Indikation zum Schwangerschaftsabbruch. Ausnahme: inflammatorisches Karzinom im 1./2. Trimenon.
6. Kontrazeption: IUD (Kupfer-T), Gestagenpräparat, Tubensterilisation (abgeschlossene Familienplanung).

Literatur

18, 30, 64, 80, 87, 130, 252, 273, 284, 295, 373

Mastopathie

Synonyma: Mammadysplasie (WHO), fibrocystic disease

Definition

Unter dem Oberbegriff Mastopathie (MP) versteht man eine Vielzahl strukturell unterschiedlicher, aber pathogenetisch einheitlicher Störungen (Normvarianten?) des Mammaparenchyms.

Im Vordergrund stehen hormonabhängige (durch Östrogen-/Progesteronimbalanz induzierte) benigne Hyperplasien des Brustdrüsenparenchyms mit proliferativen und regressiven Veränderungen.

Die fibrozystische Mastopathie im engeren Sinne ist eine fibröse Umwandlung des periduktalen Gewebes, die aufgrund einer aktiven Epithelproliferation in den terminalen oder interlobulären Milchgängen erfolgt und zu zystischen Aufweitungen einzelner Milchgangsabschnitte führt.

Einführung

Bei 70 % der Mastopathien besteht keine proliferative Komponente und damit kein erhöhtes Karzinomrisiko!

In 30 % liegen duktale oder lobuläre Epithelproliferationen vor, welche meist (25 %) ohne Zellatypien sind und mit einem gering erhöhten Karzinomrisiko verbunden sind (relatives Risiko: 1,5 – 2,0). Die verbleibenden 5 % der Mastopathien haben Zellatypien und damit ein deutlich erhöhtes Krebsrisiko (relatives Risiko: 4,0 – 5,0).

Klinisches Bild

- Diffuse fein- oder grobknotige Verhärtung der Brust.
- Konsistenzzunahme im oberen, äußeren Quadranten.
- Zysten: multipel; unterschiedliche Größe.
- Mastodynie (50 %): schmerzhafte Spannung der Mammae in der 2. Zyklushälfte mit Besserung nach Menseseintritt.
- Symptomatik beidseits mit Prädilektion im oberen äußeren Quadranten.
- Beidseitige Mamillensekretion möglich.
- Gelegentlich herdförmige Knoten.

Diagnose/Befund

Histologie

Wichtige Formen der fibrozystischen Mastopathie:

1. Epitheliose (intraduktal): benigne intraduktale Epithelproliferation ohne Atypien.
2. Adenose (extraduktal):
   - „Blunt duct adenosis": einfache mikrozystische Adenose = zystische Vergrößerung der Drüsenläppchen mit Erweiterung der terminalen Gänge ohne Hyperplasie der TDLE.
   - Sklerosierende Adenose: Hyperplasie der Myothelzellen mit starker produktiver Fibrose. Vorkommen: fokal, diffus oder tumorförmig (Adenosistumor).
3. Mastopathie Grad III nach Prechtel et al. (1982) = „atypical hyperplasia": 5 % aller Mastopathien. Fibrozystische MP mit Epithelhyperplasie und zellulärer Atypie. Entartungsrisiko: 1,7 – 4,5 % (Risiko insbesondere prämenopausal erhöht!).

   Formen
   - Atypische duktale Hyperplasie: inkomplettes DCIS.
   - Atypische lobuläre Hyperplasie: inkomplettes CLIS.
4. Großzystische Mastopathie: Mastopathie mit Ausbildung (multipler) großer Zysten („Schweizer-Käse"-Muster).

Apparative Diagnostik

Mammographie

- Konfluierende Verdichtungen: kleinknotig (2 – 5 mm), mittelknotig, grobknotig.
- Fibrose: verdickte periduktale/perizystische Bindegewebszüge führen zu Dichteerhöhung und unruhigen Strukturen. Im ausgeprägten Fall stellt sich ein völlig homogener Drüsenkörper dar.
- Fibrose und Verdichtungen sind typischerweise diffus und symmetrisch.
- Duktektasie: Verbreiterung der retromamillären Milchgänge bis auf 3 – 4 mm.
- Mikrozysten: meist multipel; Größe: 2 – 3 mm (meist nicht von Lobuli abgrenzbar).
- Makrozysten:
  - Rundlich, glatt begrenzt, z. T. auch polyzyklisch.
  - Relativ strahlendicht.

- Homogene Verschattung.
- Halozeichen.
- Vorgehen: Punktion und Pneumozystographie.
- Mikrokalk:
  - Meist diffus auftretend.
  - Form: punktförmig, monomorph, distanziert gelagert.
  - Kalkmilchzysten: typisches „Teetassenphänomen" (Projektion in 2 Ebenen).
  - „Blunt duct adenosis": intralobuläre, flaue, gruppierte, rundliche, fenestrierte Mikroverkalkungen; Gruppengröße: < 5 mm; „Morula-Bild".
  - Sklerosierende Adenose: unregelmäßig geformter, feiner, gruppierter Mikrokalk (oft sehr schwer von malignem Kalk abgrenzbar).
  - Bei allen Mastopathieformen können auch suspekte (duktale) Mikroverkalkungen auftreten.

Sonographie

Sehr variables Bild!
- Parenchym:
  - Drüsenkörper überwiegend homogen echodicht.
  - Oft kein Herdbefund abgrenzbar, sondern nur unregelmäßige Architektur mit echodichten und echoarmen Anteilen.
  - Diffuse Schallverstärkung bzw. -auslöschung.
  - Falls Herdbefund: diskret, rundlich, z. T. gut begrenzt, homogen, komprimierbar; Echostruktur: echoarm, echogleich oder echodicht (entsprechend: Adenose, fokale Fibrose, sklerosierende Adenose).
- Mikrozysten: typischerweise multiple kleine Zysten (< 3 mm).

CAVE

Erscheinen manchmal unscharf begrenzt. Grund: Grenze des sonographischen Auflösungsvermögens.

- Fibrose und Verkalkung: Schallschatten ohne eigentlichen Herdbefund.
- Duktektasie: > 3 mm.

- Makrozysten:
  - Begrenzung: glatt und scharf.
  - Retrotumoröses Schallverhalten: distale Schallverstärkung, lateraler Schallschatten.
  - Echodensität: echoleer.
  - Echostruktur: keine Binnenechos.
  - Komprimierbar.
  - L/T-Quotient: < 1 („Tumorachse" verläuft waagerecht zur Brustwand).
  - Schwierigkeiten bereiten: Einblutungen, Sekretverdickung, Zystenwandverdickungen, Inhomogenitäten der Zysteninnenwand.
  - Solide Prozesse sind fast immer gut von Makrozysten abgrenzbar.

Notabene
1. Es gibt keine mammographische oder sonographische Möglichkeit, eine atypische Hyperplasie (mit erhöhtem Malignitätspotential) von den harmlosen Mastopathien ohne Zellatypien zu unterscheiden.
2. Aufgrund der erschwerten Beurteilbarkeit mastopathisch dichter Mammae wird zu jährlichen klinisch-mammographischen (evtl. sonographischen) Kontrollen geraten.

Differentialdiagnose
Duktales Karzinom, Papillomatose, intrazystisches papilläres Karzinom, lobuläres Karzinom, muzinöses/medulläres Karzinom, diffuses Karzinom, Fibrose anderer Ursache.

Therapie
Einfache Zyste
1. Bei Beschwerden und Größe > 2 cm ist die Feinnadelpunktion unter Ultraschallkontrolle die diagnostische und therapeutische Methode der Wahl. Ausnahme: intrazystische papilläre Strukturen (primär offene Biopsie!).
2. Die zytologische Untersuchung des Zystenpunktates gilt derzeit als Standard. Angesichts der Seltenheit von intrazystischen Karzinomen (1 von 100.000 palpablen Zysten) wird dies von manchen Autoren abgelehnt.
3. Nach Punktion der Zyste und Luftinsufflation sollte eine Pneumozystographie zur Beurteilung der Zysteninnenwand erfolgen (mittlerweile strittig!).

4. Alternativ kann der sonographische Nachweis, daß die Zyste verschwunden ist, erfolgen. Eine Ultraschallkontrolle 6 Monate nach der Punktion wird empfohlen.

Solider Herdbefund

Punktionszytologie unter sonographischer Kontrolle.
Jet-Nadelbiopsie.
Bei hohem Malignomrisiko, unruhigem dichten und asymmetrischen Parenchym ohne punktierbaren Herdbefund kann im Einzelfall ein MRT sinnvoll sein, um einen Malignomausschluß wahrscheinlicher zu machen.

Notabene

Histologische Abklärung ist nötig bei:
- Mammographisch/sonographisch suspekten Arealen mit unklarem Mikrokalk, strahligen Narben, unscharfen echoarmen Bezirken. (z. B. bei sklerosierender Adenose; infiltrierender Epitheliose etc.).
- Zytologisch unklarem/suspektem Befund der Feinnadelpunktion.
- Makrozysten mit unklarer Kontur.
- Zysten mit intrazystischen Strukturen.

Familiäre Belastung oder sonstige Risikofaktoren: Hier sollte die Indikation zur PE großzügig gestellt werden.

Epidemiologie

Häufigkeit

70 – 80 % aller Brusterkrankungen.
40 % in pathologisch-anatomischem Biopsiematerial.

Erkrankungsalter

46. – 50. Lebensjahr (Perimenopause)

Literatur

3, 14, 22, 25, 26, 29, 34, 35, 75, 76, 80, 110, 141, 150, 157, 158, 166, 168, 189, 197 – 199, 205, 244, 248, 255, 259, 277, 292, 299, 327, 338, 348, 366

Metastasen intramammär

Definition
Metastasen eines extramammären Primärtumors in der Mamma.

Ätiologie
Primärtumor
- Melanom.
- Non-Hodgkin-Lymphom, Morbus Hodgkin.
- Kontralaterales Mammakarzinom.
- Hypernephrom.
- Ovarialkarzinom.
- Bronchialkarzinom.
- Blasenkarzinom.

Klinisches Bild
Derber Tumor mit/ohne Malignitätszeichen.

Diagnose/Befund
Zytologie/Histologie
Diagnosesicherung durch FNP oder Stanzbiopsie.

Apparative Diagnostik
Mammographie
- Umschriebener, gut begrenzter Tumor.
- Hohe röntgenologische Dichte (ähnlich: medulläres Karzinom).
- Diffuse Hautverdickung.
- Lokalisation: häufig kutisnah.
- Multiples Vorkommen häufig.
- Malignitätszeichen wie Spiculae, Hautverdickung, Mikrokalk oft nur diskret vorhanden.

Sonographie
- Echoarme Raumforderung.
- Begrenzung: gezackt.
- Randsaum: schmal, echoreich.
- Teils feine, teils vergröberte echoreiche Binnenechos.
- Abgrenzbares Vorder- und Hinterwandecho.

- Lateraler Schallschatten.
- Befund ähnelt einem benignen Tumor!

Therapie
Abhängig vom Primärtumor erfolgt meist die systemische Therapie.

Prognose
Abhängig vom Primärtumor.

Epidemiologie
Häufigkeit
< 1 % der malignen Tumoren der Brust.
Etwa 1/4 der Mammametastasen sind Erstmanifestation eines okkulten Primärmalignoms.

Literatur
30, 34, 37, 80, 248, 276, 299, 349

Mikrokalk (MK)

Definition

Verkalkung von Sekret oder Nekrosearealen innerhalb oder außerhalb der TDLE (= terminale duktulo-lobuläre Einheit) bis zu einer Größe von 0,3 mm.

Apparative Diagnostik

Radiologische Beurteilungskriterien des Mikrokalks

Anordnung

1. Diffus oder isoliert (zu 85 % benigne)
2. Gruppiert

Gruppierter MK

1. Formation der MK-Gruppe:
   - Malignität: Segmentale Dreiecks-, Trapez-, Schwalbenschwanz- oder Rhombusform.
   - Benignität: Runde/ovaläre Form mit Facettierung.
2. Anzahl des MK: Die absolute Zahl der Mikroverkalkungen (MV) ist für die Dignitätsdiagnose unzuverlässig. Je mehr MV in einem Areal vorliegen, desto wahrscheinlicher ist die Malignität. Für die Malignität sprechen:
   - > 5 lineare/astförmige MV.
   - > 15 polymorphe MV.
   - > 30 MV.
3. Größe der Einzelverkalkung: Irregularität der Größe spricht für Malignität (0,1 bis max. 2 mm).
4. Form der Einzelverkalkung:
   - Malignität: Polymorphe, bizarre, irreguläre Begrenzung. Wurm-, Ast-, Wellen-, Linienform oder V-, W-, X-, Y-, Z-Form.
   - Benignität: Weiche, glatte Begrenzung. Ring- oder Punktform.
5. Dichte der Einzelverkalkung: Unterschiedliche röntgenologische Dichte der MV deutet auf Malignität hin (unsicheres Zeichen!).

CAVE

Frühformen bzw. diffuse Formen des malignen MK können Kriterien der Benignität aufweisen!

Klassifikation des Mikrokalks

Innerhalb der TDLE

1. Duktaler MK:
   - DCIS (70–80 % der Fälle).
   - Invasiv duktales Karzinom (20 %).
   - Papillom.
   - Plasmazellmastitis:
     - MK ist größer (Durchmesser bis 5 mm).
     - Bilateral, mamillenwärts ausgerichtet.
     - Form: rund-oval, linear-nadelspitzenartig.
     - Anordnung: asymmetrisch.
     - Begrenzung: weich und glatt.
     - Zentrale Aufhellung.
     - Kaliberunterschiede.
   - Intraduktal sklerosierendes Papillom.
2. Lobulärer MK:
   - Mastopathie:
     - Kleinzystische Adenose („blunt duct").
     - Sklerosierende Adenose.
     - Kleinzystische MP mit Kalkmilchzysten = zystische Hyperplasie. MK meist diffus, 20 % jedoch gruppiert („Teetassenphänomen").
   - CLIS (nur 4 % MK).
   - Invasives lobuläres Karzinom (nur 7 % MK).
   - *Kriterien des lobulären MK:*

     Einzelverkalkung
     - Form: punktförmig, monomorph, rund, glatt, facettiert.
     - Größe: 0,1–0,3 mm.
     - Verteilung: meist diffus; oft bilateral symmetrisch. Zum Teil lokalisiert = gruppiert (Biopsie nötig!).
     - Größe/Dichte: uniform.

     Gruppenanalyse
     - Form: oval, rund, „Morula".
     - Größe: 2–5 mm.
   - *Notabene:* Lobulärer Kalk ist meist benigne!

Die Verkalkungen bei sklerosierender Adenose können die eines DCIS imitieren. Durch Proliferation des myoepithelialen und intralobulären

Bindegewebes werden die – in den Acini vorhandenen – Mikroverkalkungen deformiert und können Linien-, Strich- oder V-Form annehmen.

Innerhalb des milchableitenden Systems und außerhalb der TDLE

Verkalktes Fibroadenom
- Glatt begrenzter Weichteilschatten, z. T. mit Haloeffekt.
- Makroverkalkungen: grobe, popcornartige Struktur, rundlich, ovale Form.
- Mikroverkalkungen: meist peripher angeordnet, punktförmig, septiert (Frühformen der MV). Oft schwer von malignem MK abgrenzbar. Korkenzieherform (Spätformen der MV).

Außerhalb des milchableitenden Systems
1. Fettgewebsnekrose:
   - Liponecrosis microcystica calcificata: variable Größe, glatte Begrenzung, rund-ovale Form, meist multiples Vorkommen, spontane Remission möglich.
   - Liponecrosis macrocystica calcificata: = Ölzyste: Eggshell-Form.
2. Arterienverkalkung: Doppelkontur.
3. Verkalkte Hautläsion:
   - Tastbefund; epidermisnahe Lokalisation.
   - Ursache: Talgdrüsen, Naevi, Hämangiome, Follikulitis, Verbrennung, Narbenkeloid.
   - Mammographie: ringförmig, rund, glatt begrenzt, zentrale Aufhellung.
4. Artefakte: Salben; Fremdkörper; Puder; Fingerabdrücke; Silikonoma.
5. Hämatom: Anamnese; Z. n. Trauma/Operation.
6. Postoperative Veränderungen: Narbenkalk; Ölzysten; amorpher Kalk (große MV entlang der Dissektionslinie).
7. Verkalktes Lipom: selten.
8. Systemerkrankung: Hyperkalzämie (sekundärer Hyperparathyreoidismus; chronisches Nierenversagen).

Epidemiologie
Häufigkeit
Bei 80 % aller Mammographien findet sich Mikrokalk, der in den meisten Fällen benigner Natur ist.

20–30 % des MK deutet auf Malignität hin.
25–50 % der okkulten Karzinome haben malignen MK.
85 % der DCIS weisen malignen MK auf.

Zusatzinformation

Notabene

1. Der Ultraschall ist (noch?) nicht geeignet zur Diagnose und Analyse
   des Mikrokalks.
   Mikrokalk beim intraduktalen Karzinom ohne Herdbefund ist sono-
   graphisch nicht zu diagnostizieren.
   Bei Vorliegen eines Herdbefundes können die MV z. T. als feine,
   echoreiche Reflexe in einem echoarmen Tumor sonographisch dargestellt werden und ein prognostisch ungünstiges Zeichen bedeuten.
   Positiver prädiktiver Wert bzgl. axillärer Metastasierung: 0,66 bei
   Herdbefund mit MK; 0,33 bei Herdbefund ohne MK.
   Ein Schallschatten ist mit den heute eingesetzten Geräten erst ab
   einer MK-Größe > 1 mm sichtbar (übliche Größe des duktalen
   MK: < 0,3 mm).
2. Bei invasivem Karzinom liegt der radiologisch sichtbare maligne MK
   zu 30 % in bis zu 2 cm Entfernung vom eigentlichen Karzinom, welches oft nur sonographisch gesehen werden kann.
3. Röntgenologische Zunahme von (unklarem) MK nach einem Intervall von 6–12 Monaten ist in ca. 40 % mit einem malignen Befund
   assoziiert. Exstirpation ist erforderlich!
4. Jeder gruppierte MK sollte durch eine Spot-Kompressions-Analyse
   abgeklärt werden.
5. Es ist selbstverständlich, daß jede Mammographie mit der 4fachen
   Lupenvergrößerung abgesucht werden muß, damit eine Chance besteht, die prognostisch wichtigen frühen malignen Veränderungen
   zu erfassen. Man muß nach dem MK suchen und nicht warten,
   bis der MK einem in die Augen springt!
6. Bei der operativen Exstirpation des MK ist die intraoperative Präparatradiographie der heute zu fordernde Standard.
7. In nur 20 bis 30 % der Biopsien, die zur Abklärung von gruppiertem
   (malignitätsverdächtigem) Mikrokalk vorgenommen werden, findet
   sich histologisch ein invasives oder präinvasives Karzinom. Um also
   ein Karzinom zu finden, werden 3–4 retrospektiv unnötige Biopsien
   vorgenommen. 60 % der mammographisch falsch-positiven Diagnosen (d. h. unnötige Biopsien) gehen zu Lasten von lobulären Mikro-

verkalkungen. Durch subtile Mikrokalkanalyse kann dieser Anteil deutlich verringert werden. Selbst sehr erfahrene Mikrokalkanalytiker erreichen bei der Karzinomdiagnose anhand des Mikrokalks nur einen prädikativen Wert von max. 50–70 % (Lanyi 1996).

8. Das Vorgehen bei „vermutlich benignem" Mikrokalk wird kontrovers diskutiert. Ein Teil der Radiologen empfiehlt (auch aus forensischen Gründen) immer die Exstirpation, wobei allerdings viele unnötige Biopsien mit postoperativer Narbenbildung (Narbenkalk!) und künftig erschwerter mammographischer Beurteilung durchgeführt werden. Die Mehrzahl der Radiologen hält in diesen Fällen eine mammographische Kontrolle in mindestens halbjährlichen Intervallen für vertretbar (Sickles 1996).

Literatur

24, 25, 79, 80, 110, 121, 122, 158, 159, 163, 174, 179, 185, 196, 198–201, 206, 227, 248, 275, 307, 308, 330, 331, 338

Paget-Karzinom
Synonyma: Paget disease

Definition
Morbus Paget: Intraepitheliales Carcinoma in situ der Mamillenepidermis mit begleitendem DCIS (ca. 2/3 der Fälle).
Paget-Karzinom: Mit der intraepithelialen Läsion assoziiertes Mammakarzinom (1/3 der Fälle). Die zu erwartende axilläre LK-Metastasierung beträgt 3,5 %.

Ätiologie
Pathogenese

4 Hypothesen (nach Azzopardi):
1. Entartete Melanozyten
2. Sonderform des Plattenepithelkarzinoms
3. Adenokarzinom mit intraepidermaler Metastasierung
4. Primäres Carcinoma in situ der Haut
   Hypothesen 3 oder 4 gelten derzeit als am wahrscheinlichsten.

Klinisches Bild
- Juckreiz, Brennen bzw. taktile Überempfindlichkeit der Mamille.
- Hautverdickung; Hauteinziehung.
- Diskreter Rötungsbezirk.
- Ekzemartige Hautverkrustung in Mamillennähe in 62 % der Fälle (häufigste Fehldiagnose: Ekzem!).
- Mamillensekretion.
- Mamillenulzeration.
- Retroareolärer Tumor palpabel in 25 % der Fälle.
- Falls palpabler Tumor vorhanden, muß mit axillären LK-Metastasen gerechnet werden.

Diagnose/Befund
Zytologie

Kontaktzytologie ist die Methode der Wahl!

Histologie

Punch- oder Knipsbiopsie unter Lokalanästhesie.

Befunde

- Paget-Zellen: große Zellen mit hellem Zytoplasma und großen rundlichen (z. T. polymorphen) Zellkernen und sehr prominenten Nucleoli. Anordnung: einzeln liegend oder Nester bildend.
- Tumorzellen eines duktalen Karzinoms.
- Verhornende Dyskariosen vom Parakeratosetyp.

Apparative Diagnostik

Mammographie

- Mamillen-/Areolaverdickung.
- Verbreiterung und streifenartige Verdickung der retromamillären Milchgänge.
- Retroareolär komedoartig diffus oder multizentrisch wachsender Tumor.
- Mikroverkalkungen mit punkt-/strichförmiger Anordnung.

CAVE

Feine intraduktale Verkalkungen, die retromamillär liegen, sind oft schlecht röntgenologisch sichtbar! Ein negativ mammographischer Befund spricht bei klinisch verdächtigen Mamillenveränderungen nicht gegen die Diagnose eines Paget-Karzinoms! Bei der Hälfte der Patientinnen findet man keine mammographischen Auffälligkeiten.

Differentialdiagnose

Kontaktdermatitis, Tinea versicolor, Candidiasis, lokale Hyperkeratose, papilläres Adenom, epidermale Zyste, seborrhoische Zyste, kutane Leiomyome, invasives Mammakarzinom, Basaliom, amelanotisches Melanom.

Therapie

Morbus Paget

Standardtherapie (noch): Mastektomie und axilläre Lymphonodektomie Level I.

Alternative: Die lokale Exzision des Areola-Nipple-Komplexes (= zentrale Segmentresektion) wird von manchen Autoren bei isoliertem Mamillenbefall empfohlen, auf die axilläre Dissektion wird verzichtet. Die weitere Therapie entscheidet sich dann nach der prognostischen

Einstufung des zugrundeliegenden DCIS mittels der Van-Nuys-Klassifikation (Silverstein 1997). →DCIS, →Therapierichtlinien

Paget-Karzinom

Standard: Modifiziert radikale Mastektomie und Axilladissektion Level I-III.

Alternative: Großzügige Exzision des Areola-Nipple-Komplexes mit axillärer Lymphonodektomie. Eine Nachbestrahlung der Brust ist dann obligat.

Prognose

Morbus Paget (mit DCIS)
5-JÜR: 87 %.
10-JÜR: 78 %.

Paget-Karzinom mit palpablem Tumor
5-JÜR: 40 %.
10-JÜR: 0 %.

Epidemiologie

Häufigkeit
Etwa 2 % (Range 0,7 – 4 %).

Erkrankungsalter
57 Jahre.

Literatur

16, 30, 73, 80, 116, 133, 192, 207, 255, 306, 315, 326, 327

Papilläres Mammakarzinom

Definition
Langsam wachsendes, meist zentral lokalisiertes Mammakarzinom mit papillärer Sprossung innerhalb zystischer Hohlräume und fehlender apokriner Differenzierung.
Axilläre LK-Metastasierung soll nur in 20–32 % der Fälle auftreten.
Meist hoher Differenzierungsgrad und positiver Rezeptorgehalt.
Der Übergang eines Papilloms in ein papilläres Karzinom ist selten.
Sonderformen: Intrazystisches papilläres Karzinom (= In-situ-Karzinom), intraduktales papilläres Karzinom (Subgruppe des DCIS).

Klinisches Bild
- Blutige Mamillensekretion (in 11–34 %).
- Weicher subareolärer Tumor (in 46 %).
- Mamilleneinziehung (gelegentlich).

Diagnose/Befund
Zytologie
Sekretionszytologie.
Punktionszytologie: Strittig, da zwar hiermit oft die Diagnose gelingt, aber das Auffinden des Prozesses für den Operateur erschwert, bisweilen sogar unmöglich ist.

Kriterien
- Trabekuläre oder pallisadenartige Zellanordnung.
- Nukleäre Malignitätskriterien, jedoch oft relativ monomorph.
- Prominente Nucleoli.
- „Nuclear molding“.
- Fehlen von Myoepithelien.

Eine Unterscheidung zwischen invasiven und In-situ-Karzinomen ist nicht möglich.

Histologie
Offene Mammabiopsie.

Apparative Diagnostik
Mammographie
1. Invasives papilläres Karzinom mit üblichen Malignomkriterien eines duktalen Karzinoms:
   - Unscharfe Verdichtungsfigur.
   - Asymmetrie.
   - Kalzifikationen.
   - Kutisverdickung bei hautnaher Lokalisation.
2. Intraduktales papilläres Karzinom: meist radiologischer Zufallsbefund.
3. Intrazystisches papilläres Karzinom:
   - Gut umschriebene, runde, zystische Raumforderung.
   - Eventuell Lobulierung.
   - Unregelmäßige intrazystische Aufhellungen (Einblutung!).
   - Pneumozystographie: intrazystische „papillomatöse" Aussparungen und Zystenwandverdickung.

Sonographie
1. Invasiv papilläres Karzinom: diagnostische Kriterien des invasiv duktalen Karzinoms.
2. Intraduktales papilläres Karzinom: Duktektasie ($> 3\,mm$), z. T. intraduktaler Herdbefund sichtbar.
3. Intrazystisches papilläres Karzinom: intrazystische Proliferationen, Sedimentationsphänomen (bei Lagerungswechsel).

Notabene
Weder durch Pneumozysto-/Galaktographie noch durch Ultraschall ist eine Unterscheidung zwischen Papillom und papillärem (intrazystischen/intraduktalen) Karzinom möglich!

Therapie
Brusterhaltende Karzinomtherapie beim papillären Mammakarzinom meist möglich. →Therapierichtlinien beim Mammakarzinom
Die Behandlung des intraductalen/intrazeptischen Karzinoms entspricht den Richtlinien der In-situ-Karzinome (→DCIS)

Prognose

Invasiv papilläres Karzinom:
5-JÜR entsprechend dem duktalen Karzinom.
Intrazystisches papilläres Karzinom:
5-JÜR 83 %.

Epidemiologie

Häufigkeit

0,3 – 1,5 % aller Mammakarzinome.
Sonderform des intrazystischen papillären Karzinoms: 0,9 %.

Erkrankungsalter

54. – 62. Lebensjahr.

Literatur

28, 49, 80, 100, 114, 133, 228, 266, 299, 338, 348

Papillom

Definition

Intraduktales/Intrazystisches Papillom: Solitäre, 0,3 – 3 cm lange Proliferate der großen Milchgänge mit bindegewebigem, gefäßführenden Grundstock und z. T. zystischer Aufweitung der Ducti. Geringes Malignitätspotential.

Papillomatose: Multiple, multizentrische papilläre Proliferate in den mittleren und kleineren Milchgängen, ausgehend von der TDLE. Prämalignes Potential.

Sonderform: Juvenile Papillomatose = multiple kleine Papillome im Jugendalter.

Klinisches Bild

- Leitsymptom: intermittierende, blutig-seröse, einseitige Mamillensekretion (80 % bei solitärem Papillom, 35 % bei Papillomatose). Gelegentlich ist die Sekretion durch Palpation sogenannter „Triggerpunkte" auslösbar.
- Retromamillärer umschriebener Tastbefund: 40 %.
- Asymptomatische Patientinnen: 11 %.

CAVE

20 – 40 % der blutigen Mamillensekretionen sind durch Karzinome bedingt! Bei seröser Sekretion ist die Malignomwahrscheinlichkeit nur 2 – 3 %.

Diagnose/Befund

Zytologie

Sekretionszytologie: Überwiegend kohärente, papilliforme Zellverbände mit relativ monomorphen Kernen und Zellplasma.

Myoepithelzellen und z. T. Schaumzellen vorhanden. Erythrozyten im Hintergrund.

Punktionszytologie: Papilläre Verbände mit hyperplastischen Duktusepithelien. Blutiger Hintergrund (intrazystisches Papillom).

Apparative Diagnostik
Mammographie

- Mamillenwärts ausgerichtete Verdichtung: meist glatt begrenzt; ovalär, eventuell lobuliert; mittlere röntgenologische Dichte. Größe: wenige mm bis 2–3 cm.
- Duktale Hyperplasie im Hintergrund.
- Mikrokalzifikation (selten): fein, rundliche Gruppe (brombeerartig), z. T. grobschollig, schalenförmig.

Galaktographie

- Charakteristische Gangaussparungen bzw. Gangabbrüche nach Kontrastmittelinstillation.
- Duktale Ektasie.
- Multilokuläre feine Füllungsdefekte (bei Papillomatose).
- Biopsieergebnisse bei auffälligem Galaktogramm: 50 % Papillom; 4,3 % Karzinom.

Pneumozystographie

Darstellung von Vegetationen an der Zysteninnenwand (bei intrazystischem Papillom).

Sonographie

Intraduktale Proliferate

- Inhomogene hyper-/hypoechogene Areale intraduktal.
- Wandirregularitäten.
- Verbindung zu erweiterten (echoleeren) Milchgängen (duktale Echographie).
- Schallschatten fehlt meistens.

Intrazystische Proliferate

- Meist gut darstellbare echodichte Areale innerhalb einer zystischen Struktur.
- Zystenwandverdickung bzw. -irregularität.
- Echostruktur: echoleer bzw. inhomogene Binnenechos nach Einblutung.
- Sedimentationsphänomen nach Lageveränderung vorhanden.

Differentialdiagnose

Intrazystisches papilläres Karzinom, duktales Karzinom, (eingeblutete) benigne Zyste, Fibroadenom. →DD Rundschatten, → Pathologische Mamillensekretion

Therapie

Lokale Milchgangsexstirpation. Bei fehlender Spontansekretion: präoperative galaktographische Farbmarkierung zur Lokalisation nötig. Zystenexstirpation bei intrazystischem Papillom. Bei fehlendem Tastbefund: nach sonographischer Drahtmarkierung.

Prognose

Die Operation ist in der Regel kurativ.
Lokalrezidive: solitäres intraduktales Papillom 3 – 12 %, Papillomatose ca. 24 %.
Risiko für ein späteres Mammakarzinom: solitäres intraduktales Papillom 5 %, Papillomatose 10 – 33 %.

Epidemiologie

Häufigkeit

1 – 1,5 % aller Mammatumoren.
Weniger als 10 % aller benigner Mammatumoren.

Erkrankungsalter

Etwa 40 Jahre.

Zusatzinformation

Notabene

1. Weder radiologisch noch sonographisch ist eine eindeutige Dignitätsbeurteilung von intraduktalen/intrazystischen Proliferaten möglich, so daß – auch bei negativem zytologischen Befund – eine operative Abklärung mit histologischer Sicherung indiziert ist.
2. Bei sonographischer Darstellung von intraduktalen Vegetationen ist nach Ansicht mancher Autoren die diagnostische Pneumozystographie überflüssig.

3. Im Ultraschall sichtbare intrazystische Proliferationen sollten nicht durch Punktionszytologie abgeklärt werden, da die Läsion im Falle der Malignität (nach Zystenentleerung) u. U. operativ nicht mehr auffindbar ist.

   Sollte die Punktion einer als benigne angesehenen Zyste wider Erwarten einen zytologisch unklaren oder malignitätsverdächtigen Befund ergeben, so bleibt oft nur die Möglichkeit, unter klinischer Beobachtung die spontane Wiederauffüllung der „Zyste" abzuwarten. Erst dann ist die operative Therapie möglich.

4. Bei Kenntnis von intrazystischen Proliferaten sollte primär die chirurgische Abklärung erfolgen.

5. Sowohl das intraduktale/intrazystische Papillom als auch die Papillomatose gelten als benigne Erkrankungen. Da allerdings bei diesen Patientinnen ein (unterschiedlich großes) Risiko einer späteren Karzinomentwicklung bekannt ist, sollten regelmäßige Vorsorgeuntersuchungen erfolgen.

Literatur

44, 49, 50, 69, 80, 114, 133, 135, 178, 189, 306, 327, 338, 340, 347, 348

Pathologische Mamillensekretion

Definition
Einseitige, intermittierende, serös-wäßrige oder blutige Sekretion.

Einführung
Die Mamillensekretion ist in 80–85 % benigner Natur.

Ätiologie
Ursache intramammär!
1. Duktektasie
   - Alter: im Mittel 43 Jahre.
   - Farbe des Sekrets: grünlich, z. T. mehrfarbig.
   - Auftreten: bilateral.
   - Therapie: nicht nötig; Patientin beruhigen. Sekretion verschwindet meist spontan.
2. Mastitis non-puerperalis
   - Hauptform: Plattenepithelmetaplasie des Milchgangepithels.
   - Farbe des Sekrets: mehrfarbig.
   - Auftreten: unilateral.
   - Therapie: Milchgangsextirpation.
3. Intraduktales Papillom
   - Farbe des Sekrets: blutig-serös.
   - Auftreten: unilateral.
   - Therapie: Milchgangsexstirpation.
4. Malignom
   - Farbe des Sekrets: meist blutig.
   - Auftreten: unilateral.
   - Therapie: Karzinomchirurgie.
5. Kolostrum (Vormilch)
   - Vorkommen: in den letzten Schwangerschaftswochen.
   - Farbe des Sekrets: serös, z. T. blutig (wenn kleine Gefäße zerreißen).
   - Auftreten: oft bilateral.
   - Therapie: nicht nötig.
6. Galaktorrhoe
   - Farbe des Sekrets: milchig.

- Auftreten: bilateral.
- Therapie: →Galaktorrhoe

Klinisches Bild

Auf eine pathologische Mamillensekretion deuten hin:
- Unilateralität.
- Spontansekretion.
- Sekretfarbe: blutig tingiert.
- Lokalisation: Sekret aus einem oder wenigen Milchgängen.
- Retromamillärer Tumor.
- Veränderungen von Mamille und Areola.

Diagnose/Befund
Zytologie
Sekretions-/Kontaktzytologie: Erythrozyten und Duktusepithelverbände (→Papillom). Zum Teil maligne Zellen, meist nur Schaumzellen und Detritus.

Apparative Diagnostik
Labor
Testung des Sekrets auf okkultes Blut (Haemoccult).

Mammographie
Evtl. okkulte Läsion.

Galaktographie
- Kontrastmitteldarstellung des Milchgangsystems.
- Oft schmerzvoll und Duktogramm nicht eindeutig interpretierbar.

Duktale Sonographie
- Methode der Zukunft.
- Hochauflösende Schallköpfe nötig ($> 10\,$MHz).
- Bislang noch wenige erfahrene Untersucher.

Zusatzinformation
Notabene
1. Die pathologische Mamillensekretion hat überwiegend benigne Ursachen. Aber: je höher das Alter der Patientin, desto wahrscheinlicher ist ein Malignom.

2. Blutige Mamillensekretion ist in 20–40 % karzinombedingt.
3. Operative Abklärung ist indiziert bei blutigem Sekret und wenn die Sekretion auf einen Milchgang beschränkt ist.

Literatur

20, 33, 52, 84, 108, 110, 117, 123, 129, 157, 181, 189, 203, 221, 257, 294, 306, 326, 339, 372, 375

Phylloides-Tumor

Synonyma: Cystosarcoma phylloides, phyllodes tumor

Definition

Meist gutartiger, fibroepithelialer Brusttumor mit lokaler Verdrängung des Parenchyms.

Einteilung der phylloiden Tumoren:
1. Benigner Typ 60 – 70 %
2. Borderline-Typ 5 – 15 %
3. Maligner Typ 25 – 30 %

Bei malignen Zystosarkomen sind in etwa 30 % der Fälle Fernmetastasen zu erwarten (ca. 5 % aller Phylloides-Tumoren). Prädilektion der Metastasen: Knochen, Lunge und Pleura.

Axilläre Lymphknotenmetastasierung ist selten: 3 – 4 % (maligner Typ: 15 %).

Nach langem kontinuierlichen Wachstum rascher Wachstumsschub mit asymmetrischer, einseitiger Brustvergrößerung.

Hohe lokale Rezidivneigung: 20 % (bei inkompletter Resektion); Range: 14 – 36 %.

Klinisches Bild

- Derber oder teigiger, indolenter, mobiler Tumor.
- Scharfe, glatte Außenbegrenzung.
- Grobknollige, höckrige Oberfläche.
- Größe: 1 – 10 cm.
- Schnelle Größenzunahme.
- Trotz Brustasymmetrie meist fehlende Retraktionszeichen
- Gelegentlich livide Hautverfärbung oder Ulzeration.
- Bilaterales Auftreten selten.

Diagnose/Befund

Histologie

Stanzbiopsie oder offene Exzisionsbiopsie.

Benigner Typ
- Strukturell ähnlich einem Fibroadenom.
- Größerer Reichtum an mesenchymalen Anteilen.
- Stärkere Zellpleomorphie im Vergleich zum Fibroadenom.

- Lipo-, chondro-, myxo-, myomatöse Differenzierung möglich.
- Tumor umschließt zystische Einbuchtungen bzw. Spalträume, die von zweischichtigem Epithel ausgekleidet sind (blattartiges Aussehen).
- Hämorrhagische Nekrosen und Ulzerationen sind häufig.
- Lokal verdrängendes Wachstum ohne echte Kapsel.

Malignes Zystosarkom
- Stärkere Zellpleomorphie.
- Hohe Mitoserate.
- Fast ausschließlich sarkomatöses (myxomatöses) Stroma.
- Aggressives Wachstum.

Apparative Diagnostik
Mammographie
- Großer, glatt begrenzter, gelappter Tumor.
- Form: rundlich, oval.
- Homogene Strahlendichte.
- Gelegentlich knolliger Konglomerattumor.
- Blumenkohlartige Oberflächenstruktur.
- Partielle Randunschärfe.
- Pseudokapsel infolge lokaler Verdrängung des Parenchyms (z. T. mit Halosaum).
- Mikroverkalkungen: fein verzweigt; selten grobschollig oder bizarr geformt.

Sonographie
- Glatter, scharf begrenzter Rundherd.
- Schallverstärkung häufig.
- Echodensität: echoarm.
- Echostruktur: inhomogen mit zystischen und soliden Anteilen.
- Komprimierbarkeit und Verschieblichkeit vorhanden.

Differentialdiagnose
→DD Rundschatten

Therapie
Primärbehandlung
Lokale Tumorexzision mit Entfernung der Pseudokapsel oder Mastektomie ohne axilläre Dissektion (abhängig von der Tumorgröße).

Wiederholtes Lokalrezidiv
Erneute „wide excision" oder sekundäre Mastektomie.
Eventuell Radiatio der Brustwand.

Malignes Zystosarkom
Ablatio mammae mit axillärer Dissektion („sampling"), sofern Lymphknoten palpabel sind.
Zytostatikatherapie (Ifosphamid/Doxorubicin), entsprechend den Richtlinien der Sarkomtherapie.

Prognose
Abhängig vom primären Malignitätspotential des Tumors.
Exakte Daten fehlen in der Literatur.

Epidemiologie
Häufigkeit
0,3 – 1 % aller Mammatumoren.

Erkrankungsalter
30 – 40 Jahre.

Literatur
15, 28, 30, 80, 110, 133, 137, 139, 147, 148, 157, 239, 248, 253, 299, 327, 365

Radiäre Narbe

Synonyma: Strahlennarbe, infiltrierende Epitheliose, sklerosierende Adenose, indurative Mastopathie

Definition

Fokale oder multizentrische Läsion mit elastoid-hyalinem Fibrosekern, die von radiär angeordneten Milchgängen, mit oder ohne Epithelproliferation, umgeben ist.

Klinisches Bild

Meist kein Tastbefund!

Apparative Diagnostik

Mammographie

- Sternförmige Verdichtungsfigur (mittlerer Durchmesser: 7 mm).
- Retraktion des Mammaparenchyms mit Strukturunregelmäßigkeit.
- Zentrale Strahlentransparenz der Verdichtungsfigur.
- Rundliche Mikrokalzifikationen.

CAVE

Radiäre Narben können auch ein strahlendichtes Zentrum besitzen und umgekehrt können Karzinome ein strahlentransparentes Zentrum haben.

Sonographie

- Meist mehr oder weniger echoarmer Herdbefund (herdförmige Fibrose).
- Inhomogener dorsaler Schallschatten.
- Gelegentlich Schallschatten ohne abgrenzbaren Herdbefund.
- Sichere Unterscheidung vom Karzinom nicht möglich.

Differentialdiagnose

Szirrhöse Wachstumsformen des duktalen Karzinoms. →DD sternförmige Verschattungen

Therapie

Mammabiopsie nach präoperativer Lokalisation obligat.

Epidemiologie
Häufigkeit
4 – 16 % aller Mammabiopsien.
0,1 % aller Screeningmammographien.

Dignität
Unklar.Überwiegend Einstufung als benigne Läsion.
Ein Zusammenhang mit der Entstehung von tubulären Karzinomen wird diskutiert.

Zusatzinformation
Notabene
Unterscheidungskriterien der radiären Narbe vom szirrhösen Karzinom (Tabar et al. 1985):
- Unterschiedliches Erscheinungsbild in verschiedenen Projektionen.
- Strahlentransparentes Zentrum.
- Spiculae länger und dünner.
- Parallel zu den radiären Ausläufern strahlentransparente Zonen.
- Keine Hautveränderung.
- Diskrepanz zwischen Tastbefund und Mammographiebefund.

Literatur
6, 9, 28, 98, 110, 157, 210, 230, 299, 326, 327, 338

Rezidive

Definition

Wiederauftreten der Tumorerkrankung im zeitlichem Intervall nach der Primärtherapie.

Apparative Diagnostik

Mammographie

- Neu aufgetretener irregulärer oder nodulärer Verdichtungsbezirk bzw. Tumor.
- Interstitielle Zeichnungsvermehrung (Ödem).
- Parenchymnarben.
- Asymmetrie der Brustarchitektur.
- Zunahme der Hautverdickung nach initialer Stabilisierung.
- Neu aufgetretener Mikrokalk: vor allem polymorpher duktaler Kalk; neben den benignen Verkalkungen wie Narbenkalk und Liponecrosis microcystica.

Notabene

1. Die radiologischen Veränderungen nach BET mit Nachbestrahlung sind am deutlichsten 6 – 12 Monate nach Primärtherapie ausgeprägt und stabilisieren sich meist nach 2 Jahren. In 10 % der Fälle treten auch noch nach 2 Jahren progressive Fibrosen auf, die Anlaß zum Rezidivverdacht geben.
2. Insbesondere nach Sofortrekonstruktion (Schwenklappenplastik/ Prothese) kann das mammographische Auffinden eines intramammären Rezidives sehr erschwert sein. Deshalb sollte intraoperativ das Areal des ehemaligen Tumorbetts mit Clips markiert werden, um für spätere mammographische Untersuchungen das Gebiet zu kennzeichnen, in welchem am ehesten ein Lokalrezidiv zu erwarten ist.
3. Jede im Verlauf neu aufgetretene Veränderung nach initialer Stabilisierung muß bis zum Beweis des Gegenteils als Rezidiv angesehen werden:
   - Neuer Mikrokalk.
   - Neue Verschattung.
   - Vergrößerung einer Verschattung.
   - Dichtezunahme oder Retraktion einer Verschattung.

4. Der Vergleich mit Voraufnahmen ist essentiell.
   Sollten keine Voraufnahmen zum Vergleich vorliegen, sollte dies im Befundbericht Erwähnung finden.
5. Bei sehr kleinem, neuen, punktförmig gruppierten Mikrokalk soll eine mammographische Kontrolle nach 6 Monaten erfolgen, um zu entscheiden, ob sich ein duktales (Exzision nötig) oder dystrophes Verkalkungsmuster herausbildet.
6. Die diffus wachsenden, meist früh auftretenden Rezidive zeigen eine diffuse, flächige Parenchymverdichtung mit Retraktionszeichen. Meist sind sie erst spät diagnostizierbar und ihre Prognose ist sehr schlecht.

Sonographie

- Brustwandrezidive können lange vor der klinischen Diagnose entdeckt werden.
- Methode der Wahl bei der prothetisch rekonstruierten Brust.
- Brustwandnahe oder exzentrische Rezidive (nach BET) sowie regionäre Lymphknotenrezidive können eher sonographisch als mammographisch diagnostiziert werden.
- Kriterien: *Sehr variabel!* Unscharf begrenzte, gezackte, echoarme, Raumforderung mit Schallschatten, inhomogenen Binnenechos und fehlender Deformierbarkeit von Form und Echostruktur oder manchmal lediglich fokale Veränderung der Echogenität im Vergleich zum Vorbefund.

CAVE

Das Rezidiv kann nahezu jedes Echophänomen produzieren! Die sonographische Beurteilbarkeit der Mamma ist in den ersten 12–18 Monaten nach BET deutlich eingeschränkt aufgrund einer ödembedingten „verwaschenen" Echoarchitektur. Die Echogenität des Fettgewebes nimmt zu und die des Parenchyms nimmt ab. Später tritt fibrosebedingt eine diffuse Echogenitätszunahme auf.

Therapie
Vorgehen bei DD Narbe/Rezidiv

1. Farbdopplersonographische Untersuchung.
2. Punktionszytologie eines mammographisch und/oder sonographisch unklaren Befundes.

3. Magnetresonanztomographie der Mamma: frühestens 18 Monate nach Primärtherapie sinnvoll.
4. Mammographische Verlaufskontrollen bei unklaren Befunden und unverdächtigen Zusatzuntersuchungen in 6monatigen Intervallen vertretbar.
5. Suspekte Befunde müssen histologisch mittels Mammabiopsie abgeklärt werden.

Nachsorge

Anamnese und klinische Untersuchung

- 3monatige Intervalle (1.–5. Jahr nach Primärtherapie).
- 6monatige Intervalle (6.–10. Jahr nach Primärtherapie).
- Jährliche Intervalle (> 10 Jahre nach Primärtherapie).

Mammographie

- 6monatige Intervalle (1. und 2. Jahr nach Primärtherapie).
- Jährliche Intervalle (nach dem 2. Jahr nach Primärtherapie).

Sonographie

- 6monatige Intervalle sinnvoll.
- Bislang noch keine Standardempfehlungen ausgearbeitet.

Prognose

Rezidivfreies Überleben ist bei BET (mit postoperativer adjuvanter Radiatio) im Vergleich zur primären Ablatio mit axillärer Dissektion bezogen auf den Nodalstatus etwa gleich:
5-JÜR bei pNO 81 %.
5-JÜR bei pN1 57 %.
(Fisher 1985; Veronesi 1985).
Prognostisch ungünstige Kriterien des Lokalrezidives mit zu erwartender Fernmetastasierung innerhalb von 3–6 Monaten sind:
- Kurzes zeitliches Intervall zwischen Primärtherapie und Lokalrezidiv.
- Fortgeschrittenes Stadium des Primärtumors.
- Multiple Rezidive.
- Größe des Rezidivs > 1 cm.
- Lymphangiosis carcinomatosa.
- Östrogen-/Progesteronstatus negativ.
- Grading G3.

Epidemiologie
Häufigkeit

Allgemein ist das Rezidivrisiko abhängig von Tumorgröße, Tumorlokalisation, Staging, axillärem Lymphknotenbefall, Grading, Rezeptorstatus und Vorliegen einer Lymphangiosis.

Lokalrezidivrisiko nach BET: $< 2\,\%$ pro Jahr.

Es ist in 5 Jahren nach BET mit Nachbestrahlung der Restbrust durchschnittlich 8 % und bei jungen Frauen (Alter < 40 Jahre) fast doppelt so häufig wie bei älteren Frauen.

Das Rezidivrisiko bei BET ohne adjuvante Radiatio beträgt 25 – 35 %! 75 % der Rezidive liegen im Bereich der Tumorektomie bzw. der Segmentresektion.

Entdeckung von intramammären Lokalrezidiven:

- 35 % nur mammographisch.
- 39 % durch Palpation.
- 26 % durch Palpation und Radiologie.

Lokalrezidive sind gehäuft bei:

- Extensiver intraduktaler Komponente des Primärtumors (mit EIC: 24 %; ohne EIC: 4 %).
- Jüngerem Alter der Patientin (< 34 Jahre: 21 %; > 66 Jahre: 2 %).

Ein kontralaterales Mammakarzinom wird im Rahmen der Nachsorge bei bis zu 5 % der Frauen gefunden.

Das intramammäre Rezidiv kann in 80 % der Fälle operiert werden (TE/ sekundäre Ablatio) und verringert die Prognose hinsichtlich des Gesamtüberlebens allenfalls geringfügig.

Lokalrezidivrisiko nach Mastektomie: Etwa 10 %.

Nodal-negativer Status: 3 – 8 %.

Nodal-positiver Status: > 3 LK: 15 %; > 7 LK: 35 – 40 %.

Literatur

8, 17, 30, 34, 62, 63, 70, 79, 80, 95, 117, 120, 127, 142, 143, 162, 173, 224, 243, 248, 249, 261, 263, 264, 283, 287, 355, 358, 359, 361, 367

Screening von Mammakarzinomen

Einführung

In Deutschland liegt das Risiko einer Frau im Laufe ihres Lebens an einem Mammakarzinom zu erkranken, bei etwa 10 %.

Mammographiescreening

Ergebnisse

Die einzige, bislang etablierte Screeningmethode ist neben Inspektion/ Palpation die Mammographie. Viele randomisierte Untersuchungen konnten zeigen, daß regelmäßige Screeningmammographien (Screeningintervall von 2 – 2,5 Jahren) die Mortalität des Mammakarzinoms bei Frauen > 50 Jahre um 30 – 39 % reduzieren (HIP-Studie, Schweden, Edinburgh, Kopparberg, Malmö). In Fall-Kontroll-Studien (Utrecht, Nijmegen, Florenz) konnte für die über 50jährigen Patientinnen eine Mortalitätsreduktion von 70 % als Folge des Screenings dokumentiert werden (relatives Risiko: ca. 0,3).

Für die prämenopausalen Frauen (< 50 Jahre) existieren widersprüchliche Daten: z. T. wurde über eine Mortalitätsreduktion bis zu 26 % berichtet. Die weltweit größte Studie (BCDDP; USA) konnte zeigen, daß auch bei den jüngeren Frauen (40 – 49 Jahre) 45 % der Karzinome nur mammographisch gefunden wurden und diese Karzinome hinsichtlich Größe, Stadium, Nodalstatus, In-situ-Anteilen denjenigen älterer Altersgruppen (50 – 59/60 – 69 Jahre) entsprachen. Eine Metaanalyse von 7 prospektiv randomisierten Studien konnte in dieser Altersgruppe eine Reduktion des Mortalitätsrisikos von 24 % (RR: 0,76) belegen. Die Daten gelten für ein Screeningintervall von 2 – 2,5 Jahren (Smart et al. 1995).

Für ein verkürztes Screeningintervall (1 Jahr) werden folgende Mortalitätsreduktionen geschätzt:

- Alter 40 – 49 Jahre: 35 %.
- Alter 50 – 60 Jahre: 45 %.

Die Überlebenszeiten (nach 14 Jahren) waren in allen Altersgruppen stadienbezogen nahezu identisch. Man kann daher erwarten, daß der Benefit und die Mortalitätsreduktion für die jüngeren Patientinnen genauso groß ausfällt wie für die älteren Patientinnen. Ein statistischer Beweis hierfür fehlt jedoch bis heute.

Biopsieergebnisse des mammographischen Screenings (nach Silverstein 1995)

Positive Mammographiebefunde:

- Alter $<$ 50 Jahre: 84 % unnötige Biopsien; 5,5 % Karzinome; 10,7 % Carcinoma in situ.
- Alter $>$ 50 Jahre: 68 % unnötige Biopsien; 17,7 % Karzinome; 14,3 % Carcinoma in situ.

Falsch-negative Mammographiebefunde werden unter Screeningbedingungen auf ca. 15 % geschätzt und sind bedingt durch:

- Dichtes Brustparenchym (junges Alter; Hormoneinnahme).
- Röntgenologisch schwer erkennbare Karzinomformen (z. B. lobuläres Karzinom).
- Das Carcinoma in situ kann meist nur am Mikrokalk erkannt werden, der jedoch bei 15 % der DCIS fehlt.
- Mangelhafte apparative Technik.
- Mangelnde Erfahrung des Untersuchers.
- Brustwandnahe Tumoren (bzw. Tumoren hinter Prothesen) kommen oft nicht zur Darstellung.

Screeningintervalle

Über die sinnvollen Screeningintervalle besteht Unklarheit.

Bei den jungen Frauen überwiegen die schnellwachsenden Tumoren mit einer kurzen Tumorverdopplungszeit, weshalb Intervallkarzinome – trotz jährlicher Mammographien – häufiger vorkommen:

- Alter 35 – 39 Jahre: 33 %.
- Alter 55 – 59 Jahre: 13 %.

Bei den prämenopausalen Patientinnen erscheinen jährliche, bei den postmenopausalen Frauen zweijährliche Intervalle ratsam.

Fazit

Obwohl heute die überwiegende Zahl der Fachleute ein Mammographiescreening für sinnvoll und notwendig hält, wobei über Eintrittsalter und Screeningintervall kontrovers diskutiert wird, scheint dieses Vorhaben derzeit in Deutschland finanziell nicht realisierbar zu sein.

Sonographiescreening

Die Sonographie ist zum Brustkrebsscreening (noch) nicht praktikabel. Zwar konnten in erfahrenen Händen vergleichbar viele okkulte Karzinome gefunden werden wie mammographisch, aber die Methode erfordert einen hohen Zeitaufwand (ca. 10 min), eine teure und aufwendige gerätetechnische Ausstattung sowie große Untersuchererfahrung. Zudem ist Mikrokalk sonographisch nicht sicher erkennbar, und die Sensitivität der Methode für Tumorgrößen < 1 cm ist gering.

Screening des genetischen Risikos

5 % der Mammakarzinome sind als hereditär bedingte, familiäre Mammakarzinome anzusehen, wobei die ursächlichen Mutationen identifiziert werden konnten:

- BRCA-1-Gen (Chromosom 17): 45 % der Fälle.
- BRCA-2-Gen (Chromosom 13): 45 % der Fälle.

Die sehr aufwendigen und teuren Untersuchungen zum Nachweis dieser Genmutationen sind derzeit nur bei jungen Frauen mit hohem Risikopotential sinnvoll. Als Screeningmethode sind sie völlig ungeeignet.

Literatur

80, 85, 101, 110, 112, 119, 157, 237, 254, 270, 294, 298, 305, 316, 318, 332, 337, 364

Stadieneinteilung von Mammakarzinomen (pTNM)

pT: Primärtumor
- pTis: Carcinoma in situ und Morbus Paget.
- pT1: Tumor < 2 cm.
  - pT1a: Tumor $< 0,5$ cm.
  - pT1b: Tumor $> 0,5$ cm und < 1 cm.
  - pT1c: Tumor > 1 cm und < 2 cm.
- pT2: Tumor > 2 cm und < 5 cm.
- pT3: Tumor > 5 cm.
- pT4: Tumor jeder Größe mit Ausdehnung auf Brustwand oder Haut.
  - pT4a: Ausdehnung auf Brustwand.
  - pT4b: Ödem/Ulzeration der Brustwand oder Satellitenmetastasen der ipsilateralen Brusthaut.
  - pT4c: Kombination von pT4a und pT4b.
  - pT4d: Inflammatorisches Karzinom.
- pTx: Primärtumor kann nicht beurteilt werden.

pN: Nodalstatus
- pN0: Keine regionalen Lymphknotenmetastasen.
- pN1: Bewegliche homolaterale axilläre Lymphknotenmetastasen.
  - pN1a: Mikrometastasen ($< 0,2$ cm) in einem oder mehreren Lymphknoten.
  - pN1b: Makrometastasen ($> 0,2$ cm und < 2 cm) in einem oder mehreren Lymphknoten.
    - pN1b i: Befall von 1–3 LK.
    - pN1b ii: Befall von 4 oder mehr LK.
    - pN1b iii: Metastase < 2 cm mit Kapseldurchbruch.
    - pN1b iv: Makrometastase > 2 cm in LK.
- pN2: Befall ipsilateraler axillärer LK mit Fixierung untereinander oder an benachbarten Strukturen.
- pN3: Befall von LK entlang der Arteria mammaria interna.
- pNx: Regionäre LK nicht beurteilbar.

M: Metastasenstatus
- M0: Keine Fernmetastasen.
- M1: Fernmetastasen: z. B.
  - M1 oss: Knochenmetastasen.
  - M1 pul: Lungenmetastasen.

- M1 hep: Lebermetastasen.
- M1 lym: Lymphatische Metastasen (z. B. supraklavikuläre LK).
- Mx: Fernmetastasierung nicht beurteilbar.

Notabene

1. Die Einteilung des Primärtumors richtet sich nach der Größe der invasiven Komponente.
2. Multizentrische Karzinome werden nach dem größten Herd klassifiziert und mit dem Zusatz „m" versehen (z. B.: pT2m).
3. Als axilläre LK werden intramammäre, interpektorale und LK im Verlauf der Vena axillaris klassifiziert. Eine Unterteilung in Level I/II/III sollte erfolgen.

Literatur

7, 149

Technische Mindestanforderungen der diagnostischen Geräte

Mammographiegeräte
- Generatorleistung: 1 kW bei 30 kV.
- Brennflecknennwert: max. 0,4 (DIN 6823).
- Gesamtfilterung mindestens 0,5 mm ALGW oder mindestens 0,03 mm Molybdän.
- Spannung mindestens 25–30 kV regelbar.
- Belichtungsautomatik und Möglichkeit der freien Einstellung.
- Film-Folien-Abstand mindestens 60 cm.
- Exzentrische Begrenzung des Nutzstrahlenbündels mit Spezialtubus oder Blendensystem.
- Streustrahlenlaufraster und Verwendung von Film-Folien-Kombination mit Ortsauflösung von 8 Lp/mm an einem definierten Meßpunkt (Lp = Linienpaare).

Vereinbarungen zur Strahlendiagnostik und -therapie gemäß § 135 Abs. 2 SGB V.

Sonographiegeräte
- Real-time-(B-Mode-)Gerät mit Linearscan oder Curved-Array-Schallkopf mit integrierter Vorlaufstrecke oder Sectorscan mit integrierter Vorlaufstrecke.
- Schallfrequenz: 5,0–7,5 MHz.
- Arbeitsbereich: 0,5 bis 4 cm Tiefe.
- Umschaltbare Fokuszone zwischen 0,5 und 5 cm Tiefe.
- Mindestbildfeldbreite von 5 cm in 1,5 cm Tiefe und maximal 8 cm ab Hautoberfläche. Bildfeldtiefe mindestens 5 cm.
- Bildrate 15 Bilder/s bei Einfachfokus.
- Zoomdarstellung: zeitliche axiale Auflösung der Bildschirmdarstellung < 0,15 mm.
- Bei Curved- oder Sectorscan integrierte Vorlaufstrecke erforderlich.
- Gerätesicherheit entsprechend der IEC-Norm 1157.

Ultraschallvereinbarungen der KBV 1993 gemäß § 135 Abs. 2 SGB V.

Therapierichtlinien beim Mammakarzinom

Einführung

Die drei Säulen der primären Behandlung sind:

1. Operative Therapie
2. Strahlentherapie
3. Medikamentöse Therapie (Zytostase/endokrine Therapie)

Therapie
Operative Therapie

Brusterhaltende Operation (BET) inklusive der axillären Lympho-nodektomie

Heute ist in 2/3 der Fälle die brusterhaltende Operation möglich.

Voraussetzungen

- Günstige Tumor-Brust-Relation.
- Verschieblichkeit des Tumors gegenüber der Muskulatur.
- Keine Tumorinfiltration der Haut.
- Einverständnis der Patientin mit Operation und Nachbestrahlung.
- Operationstechnisch erfahrener Operateur.
- Enge interdisziplinäre Kooperation zwischen Operateur, Pathologen, Radiologen und Onkologen.
- Fehlen von Kontraindikationen.

Operationsmethoden

- „Wide excision".
- Segmentresektion.
- Quadrantektomie.
- Partielle Mastektomie.

Technik

- Bogenförmige Hautinzision entlang den Langerschen Hautspaltlinien.
- In den unteren Quadranten kann z. T. auch eine radiäre Inzision gewählt werden.
- Tumorentfernung unter digitaler Kontrolle: gefordert werden allseits tumorfreie Resektionsränder von > 1 cm.
- Das Tumorbett muß bis zur Pektoralisfaszie exzidiert werden.
- Bei nicht palpablen, präoperativ mammographisch markierten Befunden muß eine intraoperative Präparatradiographie vorgenommen werden.
- Eine eindeutige Markierung der Wundränder (z. B. mit Faden oder Farbe)

ist nötig, um eine u. U. notwendige Nachresektion gezielt durchführen zu können.

- Der Tumor sollte in toto dem Pathologen übergeben werden.
- Markierung des Tumorbettes mit Titanclips, um die exakte Lokalisation für eine Boostbestrahlung zu erleichtern.
- Falls nötig, Defektdeckung durch einen intramammären Schwenklappen.
- Subtile Blutstillung und Einlage eines Redons ohne Sog.
- Intrakutannaht.
- Falls die präoperative histologische Sicherung vorliegt oder die Möglichkeit eines intraoperativen Schnellschnittes besteht, erfolgt in derselben Sitzung die axilläre Lymphonodektomie von Level I-II (III) über einen separaten Hautschnitt. Die LK-Entfernung des axillären Levels III sollte vorgenommen werden, wenn intraoperativ suspekt vergrößerte oder tumorbefallene LK im Level I oder II vorgefunden werden.

Notabene: Als Standard der axillären Lymphonodektomie wird die Entfernung von mindestens 10 histopathologisch verfizierten LK gefordert.

Das axilläre LK-Sampling wird heute als obsolet angesehen. Wenn weniger als 5 axilläre LK entfernt werden, ist mit einem axillären Lokalrezidiv in bis zu 12 % zu rechnen, während dies bei suffizienter LK-Entfernung nur in 1 % der Fälle auftritt. Das axilläre LK-Rezidiv ist nur sehr unbefriedigend behandelbar und bedeutet für die Patientin eine schwerwiegende Einschränkung ihrer Lebensqualität (Lymphödem, Schmerzen).

Ausnahme: Bei kleinen, gut differenzierten tubulären Karzinomen ist die Wahrscheinlichkeit der axillären LK-Metastasierung so gering, daß ein Verzicht auf die axilläre Dissektion von den meisten Autoren für vertretbar gehalten wird.

Kontraindikationen für die BET (Modifiziert nach Winchester 1992)

Absolut
- Gravidität im 1./2. Trimester.
- Multizentrizität oder Multifokalität.
- Positive Resektionsränder.
- Lymphangiosis carcinomatosa (inflammatorisches Karzinom).
- Diffuse unklare oder malignomverdächtige Mikroverkalkungen bzw. schlechte mammographische Überwachbarkeit der Brust.
- Extensive intraduktale Komponente (EIC > 25 %).
- Anamnestische Vorbestrahlung der Brust.

Relativ

- Ungünstige Tumor-Brust-Relation.
- Große Brustgröße (problematisch für Strahlentherapie).
- Retromamillärer Tumorsitz.
- Anamnestisch Kollagen-/Bindegewebserkrankung (SLE, Skleroder-mie).

Nach Meinung einiger Autoren sind ebenfalls relative Kontraindikationen:

- Niedriger Differenzierungsgrad (G3).
- Mangelnde Compliance der Patientin bzgl. der adjuvanten Strahlentherapie.
- Junges Alter (< 35-39 Jahre).
- Vorliegen eines invasiv lobulären Karzinoms.

Modifiziert radikale Mastektomie

Bei Patientinnen, bei denen brusterhaltendes Vorgehen nicht möglich oder erwünscht ist, stellt die modifiziert radikale Mastektomie mit axillärer Lymphonodektomie das operative Standardverfahren dar.

Gegebenenfalls kann eine primäre oder sekundäre plastische Rekonstruktion erfolgen, z. B. in Form einer temporären Prothesenimplantation oder durch Muskellappenplastik (TRAM-Flap, Latissimus-dorsi-Lappen etc.).

Bei großen Mammae kann aus kosmetischen und orthopädischen Gründen eine Reduktionsplastik der kontralateralen Brust sinnvoll sein.

Ergebnisse und Anmerkungen zur operativen Therapie

1. Die brusterhaltende Operation mit Nachbestrahlung ist der Mastektomie hinsichtlich des Gesamtüberlebens völlig gleichwertig (Roussy-Studie, EORTC-Studie, Milan I, NCI-Studie, NSABP-Trial B 06).
2. Die intramammären Lokalrezidivraten nach BET liegen bei 8 – 20 % in 10 Jahren, jährlich etwa bei 1,3 – 1,8 %. Diese Rate liegt nur geringfügig höher als die Lokalrezidivrate nach Mastektomie (ca. 9 % in 10 Jahren). Bei Auftreten eines Lokalrezidives nach BET verschlechtert sich die Prognose nicht signifikant, sofern die Salvage-Mastektomie dann unmittelbar erfolgt (10-JÜR: 69 – 81 %). Allerdings tritt hier das Lokalrezidiv in 14 – 21 % der Fälle unter dem klinischen Bild eines inflammatorischen Karzinoms mit dann sehr schlechter Prognose auf.

3. Sinn der axillären Lymphonodektomie ist in erster Linie die Festlegung der weiteren adjuvanten Therapie. Der axilläre LK-Status ist neben der Primärtumorgröße noch immer der beste prognostische Indikator. In zweiter Linie erfolgt die lokoregionäre Tumorkontrolle der Axilla. Die Axillabestrahlung wird erspart. Ob in ausgewählten Fällen auf die LK-Entfernung verzichtet werden kann, ist derzeit noch nicht abschließend beantwortbar.
4. Von einigen Autoren wurde eine Verbesserung der Prognose prämenopausaler Patientinnen beobachtet, wenn die operative Therapie in der frühen Lutealphase vorgenommen wurde. Aufgrund vieler Studien wird heute aber ein Zusammenhang zwischen Operationszeitpunkt und Prognose überwiegend verneint.

Strahlentherapie
Radiatio nach brusterhaltender Operation
Die Nachbestrahlung ist obligater Bestandteil der BET bei allen Mammakarzinomen. Ziel ist die Vernichtung von mikroskopischem Resttumor und Zerstörung etwaiger multizentrischer Tumorherde in der Restbrust.
Ausnahme: Hoch differenziertes tubuläres Karzinom mit histologisch freien Resektionsrändern. ($\leq$ pT$_{1b}$ G$_1$)

Ergebnisse
Lokalrezidivrate nach BET ohne postoperative Radiatio 42 %. Lokalrezidivrate nach BET mit postoperativer Radiatio 12 % (NSABP-Trial 1992: 9-Jahres-Verlaufskontrolle).
Die Bandbreite der Lokalrezidivraten liegt in den meisten randomisierten Studien zwischen 4–20 %, bezogen auf 10 Jahre. Bei adäquater postoperativer Strahlentherapie geht man von einer jährlichen Rezidivrate von 1,5 % pro Jahr (bezogen auf die ersten 10 postoperativen Jahre) aus. Das Gesamtüberleben ist jedoch mit und ohne Radiatio stadienbezogen fast gleich.

Technik
- Homogene Bestrahlung der Mamma über tangentiale Felder.
- Gesamtdosis: 45–55 Gy.
- Fraktionierung: ca. 25 Fraktionen appliziert über 5 Wochen.
- Einzeldosis pro Fraktion: 1,8–2,0 Gy.
- Strahlenart: Telekobalt oder Megavoltbestrahlung (4–10 mV).
- Boost: Zusatzdosis im Bereich des ehemaligen Tumorbettes bis zu einer lokalen Gesamtdosis von 63 Gy. Hierdurch ist eine weitere Re-

duktion der Lokalrezidive erreichbar. Empfohlene Dosis: R0-Resektion: 10 Gy, R1-Resektion: 15 – 20 Gy. Die Indikation zur Boostbestrahlung wird in einzelnen Zentren unterschiedlich gehandhabt.

Empfehlungen zur Bestrahlung der Lymphabflußgebiete

- Supra-/infraklavikuläres Feld: > 3 befallene axilläre LK.
- Axillafeld: Metastatische LK-Konglomerate, Kapseldurchbruch der LK-Metastasen, insuffiziente oder fehlende Axilladissektion.
- Parasternalfeld: Medialer Tumorsitz und axilläre LK-Metastasierung (Mammaria-interna-LK-Metastasen: 46 – 53 %), apparativ gesicherte vergrößerte parasternale LK.

Zeitliche Koordination

Die Strahlentherapie sollte spätestens 16 Wochen nach der Operation begonnen werden.

Beginn der Radiatio < 16 Wochen: Lokalrezidivrate in 5 Jahren 5 %.
Beginn der Radiatio > 16 Wochen: Lokalrezidivrate in 5 Jahren 33 %.

Indikation zu Radiatio und Chemotherapie

Simultane Durchführung beider Therapiemaßnahmen wird meist empfohlen, die in 80 – 90 % der Fälle problemlos durchführbar ist. Jedoch kann dies zu einem schlechteren kosmetischen Endresultat führen und die ausgeprägtere Myelosuppression macht z. T. die Applikation von G-CSF (Neupogen) nötig.

Alternativ kann eine sequenzielle Therapie erfolgen: Wenn die drohende Generalisierung der Karzinomerkrankung im Vordergrund steht, sollte erst die Chemotherapie vollständig durchgeführt werden und die Radiatio im Anschluß daran erfolgen, da eine Metastasierung hinsichtlich des Überlebens von größerer Relevanz ist als ein – möglicherweise durch die zeitliche Verzögerung der Radiatio bedingtes – lokoregionäres Rezidiv.

Umgekehrt sollte bei Überwiegen des Lokalrezidivrisikos die Radiatio Vorrang haben.

Das Sandwich-Verfahren (Chemotherapie/Radiatio/Chemotherapie) stellt einen Kompromiß dar, der häufig praktiziert wird.

Kosmetisches Resultat

Bei > 80 % der Patientinnen kann nach BET ein gutes bis exzellentes kosmetisches Resultat erzielt werden.

Faktoren, die für ein ungünstiges kosmetisches Resultat verantwortlich sein können, sind:

- Großer Primärtumor.
- Medialer Tumorsitz.
- Große Brust.
- Tiefe Tumorlokalisation.
- Strahlendosis > 50 Gy und Einzeldosis > 2,0 Gy.
- Gleichzeitige Chemotherapie.
- Postoperatives Serom/Hämatom im Wundgebiet.

Radiatio nach modifizierter radikaler Mastektomie

Ziel ist die Verminderung eines Thoraxwand- oder Axillarezidives.

Die Bedeutung der adjuvanten Bestrahlung von Thoraxwand und Lymphabflußgebieten nach modifiziert radikaler Mastektomie hat in den vergangenen Jahren deutlich abgenommen, da im Vergleich zur alleinigen ablativen operativen Therapie das Gesamtüberleben nicht verbessert wird.

Lokalrezidiv nach Ablatio

Häufigkeit 2 – 9 % (Beobachtungszeitraum: 8 – 10 Jahre). Etwa 1 % pro Jahr. 90 % der Lokalrezidive treten innerhalb von 5 Jahren nach der Primäroperation auf. Axillärer LK-Befall bei der Primäroperation erhöht das Lokalrezidivrisiko um das 3 – 5fache.
Negative axilläre LK: Lokalrezidivrisiko 5 %.
Positive axilläre LK: Lokalrezidivrisiko 15 – 25 %.
Im Gegensatz zum Lokalrezidiv nach BET bedeutet das Lokalrezidiv nach Ablatio eine deutliche Verschlechterung der Prognose, da es als Vorbote einer systemischen Metastasierung gilt: in 81 – 100 % treten Fernmetastasen innerhalb von 2 Jahren auf. 5-JÜR: ca. 20 – 30 %.

Ergebnisse

Die Radiatio reduziert das Lokalrezidivrisiko auf etwa 30 %. Die tumorbedingte Sterberate wird zwar geringfügig vermindert, allerdings wird dieser Effekt durch die erhöhte Anzahl kardial bedingter Todesfälle (bei den bestrahlten Frauen) wieder aufgehoben.

Empfehlungen

Die prophylaktische postoperative Strahlentherapie nach modifiziert radikaler Mastektomie sollte Fällen mit hohem Risiko für das Auftreten eines Lokalrezidives vorbehalten sein.
High-risk-Konstellationen können sein:

- Großer Primärtumor (> 5 cm).
- Tumorinfiltration der Haut.

- Unvollständige Resektion.
- Ausgedehnter axillärer LK-Befall (> 3 positive LK).
- Kapseldurchbruch von einem befallenen axillären LK.
- Supraklavikulärer LK-Befall.
- Medialer Tumorsitz mit vorhandener axillärer LK-Metastasierung (Parasternalfeld).

In allen anderen Fällen erfolgt die (therapeutische) Strahlentherapie erst bei Manifestation eines Lokalrezidives. Dabei kann eine gute lokale Tumorkontrolle des Rezidives in 65–75 % erreicht werden. Die therapeutische Bestrahlung des Lokalrezidives und die prophylaktische Radiatio unterscheiden sich bzgl. des Gesamtüberlebens nicht.

Bei gesicherter Fernmetastasierung ist die durch Strahlentherapie erreichbare lokoregionäre Tumorkontrolle von untergeordneter Bedeutung, da dann die 5-JÜR nur 5–18 % beträgt.

Komplikationen der Strahlentherapie

- < 20 % Hautveränderungen: Ödem, Farbveränderungen, Retraktion, Teleangiektasien; Hitzegefühl, Ziehen, Brennen („discomfort") im Bestrahlungsareal; Lymphödem des Armes.
- < 2–5 % Strahlenpneumonitis, Strahlenfibrose; Radionekrose der Rippen; Plexus brachialis-Schädigung; Kardiale Schädigung, Kardiomyopathie

CAVE

gleichzeitige Adriamycin-Chemotherapie

koronare Herzkrankheit

CAVE

Parasternalbestrahlung der linken Seite.

- < 1 % Sekundärmalignome: Lymphangiosarkom, Weichteilsarkome, Leukämie, kontralaterales Mammakarzinom.

Adjuvante medikamentöse Therapie

Therapeutische Möglichkeiten bestehen in der Zytostatika- oder Hormontherapie.

Die Entscheidung über die Art der anzuwendenden adjuvanten Therapie ist von 3 Faktoren abhängig: Axillärer Lymphknotenstatus, Menopausenstatus, Östrogenrezeptorstatus (ER).

Effektivität der adjuvanten Therapie: In großangelegten Metaanalysen mit Daten von 75.000 an Brustkrebs erkrankten Frauen konnte gezeigt werden, daß durch die adjuvante Therapie 12 – 36 % der Rezidive vermieden werden konnten. Dieser Effekt war vom Nodalstatus unabhängig.

Überblick über die adjuvante Chemotherapie (Chemo) und Hormontherapie (Tamoxifen = Tam). Reduktion von Rezidiven und Sterbewahrscheinlichkeit in Prozent pro Jahr. Nach Early Breast Cancer Trialists Group 1992.

Subgruppe	Chemo		Tam	
Reduktion des jährl. Risikos	Rezidiv %	Mortalität %	Rezidiv %	Mortalität %
alle Patienten	28	17	25	16
< 50 Jahre	36	24	12	6
> 50 Jahre	24	13	29	20
Nodal-negativ	26	18	26	17
Nodal-positiv	30	18	28	18
ER-pos. (> 10 fmol)	/	/	29	19
ER-neg.	/	/	13	11

Chemotherapie

Indikationen

1. Prämenopausale Patientinnen mit positiven axillären Lymphknoten. Ergebnis: Reduktion der 5-Jahres-Rezidive: 30 %, Reduktion der Todesrate (5 Jahre): 18 %, d. h. jedes 3. Rezidiv und jeder 5. Todesfall ist vermeidbar.
   5 (10)-JÜR mit Chemotherapie: 73 % (44 %).
   5 (10)-JÜR ohne Chemotherapie: 65 % (36 %).
2. Postmenopausale Patientinnen mit axillärem LK-Befall und negativem Rezeptorstatus.
   Trotz negativem ER-Status sind die Langzeitergebnisse mit Tamoxifen in dieser Subgruppe nur geringfügig schlechter als die der Chemotherapie, so daß die Entscheidung hier individuell erfolgen sollte. Auch die sequenzielle Therapie, d. h. Chemotherapie gefolgt von Tamoxifen, wird z. T. empfohlen. Im Senium (> 70 Jahre) sollte eine

Chemotherapie ohnehin nur dann erfolgen, wenn sie (voraussichtlich) ohne Dosisreduktion toleriert wird.
3. Nodal-negative Patientinnen mit hohem Risikostatus.
Prognose: 25 – 30 % der nodal-negativen Patientinnen versterben innerhalb von 10 Jahren an ihrer Krebserkrankung. Etwa 70 % dieser Frauen sind also – unabhängig vom Menopausenstatus – alleine durch die Operation schon geheilt.

Risikoeinstufung
Um eine bessere Differenzierung der 3. Gruppe vornehmen zu können, wurde eine Risikozuordnung innerhalb der nodal-negativen Mammakarzinome vorgeschlagen.

Risikoabschätzung der nodal-negativen Patientinnen (nach Empfehlungen des Consensus Meetings, St. Gallen 1995).

Risikofaktoren	Risiko gering	Risiko mittel	Risiko hoch
Tumorgröße	< 1 cm und	1-2 cm	> 2 cm oder
Östrogenrezeptor	positiv und	positiv	negativ oder
Grading	G1	G1-G2	G2-G3
Geschätztes Rezidiv-risiko/10 Jahre	ca. 10 %	ca. 26 %	ca. 50 %

Empfehlungen: Chemotherapie bei allen prämenopausalen Patientinnen mit hohem Risiko und bei postmenopausalen Patientinnen mit hohem Risiko und negativem Östrogenrezeptorstatus (wird z. T. kontrovers diskutiert).

Neoadjuvante Chemotherapie
Ziel ist die Tumorverkleinerung (Downstaging), um Operabilität zu erreichen.
Indikationen: Inflammatorisches Mammakarzinom, fortgeschrittenes Karzinom mit Hautbeteiligung. „Locally advanced breast cancer".

Chemotherapie-Regimes
Die Polychemotherapie ist der Monotherapie klar überlegen.
1. CMF-Regime (Standardtherapie):
   – Substanzen: Cyclophosphamid/Methotrexat/5-Fluorouracil (CMF).

- Applikation: 6 Doppelzyklen im Intervall von 28 Tagen. Fortsetzung der Therapie über 6 Monate hinaus erbrachte keinen Überlebensvorteil.
- Standard-CMF (nach Bonadonna: Cyclophosphamid 14 Tage peroral/Zyklus) und modifiziertes CMF-Protokoll (Cyclophosphamid i. v.) sind bzgl. der Effektivität gleichwertig.
- Mittel der Wahl bei axillärem LK-Befall (1–3 LK).

2. Anthrazyklinhaltige Protokolle:
- Substanzen: Adriamycin oder Epirubicin in Kombination mit Cyclophosphamid (AC, EC, FAC).
- Applikation: 4 Zyklen in 21tägigen Intervallen. Gesamtbehandlungsdauer < 4 Monate.
- Wirksamkeit: Vergleichbar dem CMF-Schema. Alternativ zum Einsatz von CMF möglich.
- Mittel der Wahl bei inflammatorischem Mammakarzinom und primär metastasiertem Mammakarzinom (= palliative Therapie).

3. Sequenztherapie (AC gefolgt von CMF): In der Subgruppe der nodalpositiven Patientinnen mit > 3 axillären LK-Metastasen war eine hochsignifikante Verbesserung des krankheitsfreien Überlebens und des Gesamtüberlebens zu verzeichnen (Milan-Studie).

4. Dosisintensivierte Chemotherapie: Die bislang publizierten Daten sind enttäuschend und konnten (noch) keinen Überlebensvorteil nachweisen. Extrem hohe Dosen mit gleichzeitiger autologer Stammzellentransplantation werden z. Zt. bei Hochrisikopatientinnen (> 10 befallene LK) erprobt. Langzeitergebnisse stehen noch aus.

Endokrine Therapie

Tamoxifen

Antiöstrogene Wirkung durch kompetitive Blockade des Östrogenrezeptors. Östrogene Partialwirkung mit protektiven Effekten auf das kardiovaskuläre System, den Lipidspiegel und das Skelettsystem.

Indikationen

1. Postmenopausale nodal-positive Patientinnen. Ergebnisse: Reduktion der jährlichen Rezidivrate 29 %, Reduktion der jährlichen Mortalität 20 % (Daten beziehen sich auf ER-positive und ER-negative Frauen).

Ein positiver Effekt ist auch bei prämenopausalen Patientinnen erkennbar: die jährliche Rezidivrate sinkt zwar um 12 %, jedoch ohne signifikante Mortalitätsreduktion.

2. Nodal-negative und ER-positive Patientinnen. In einer randomisierten, plazebokontrollierten Studie konnte durch Tamoxifen ein vermindertes Rezidivrisiko sowie eine verminderte Rate an ipsi-/kontralateralen Mammakarzinomen und Fernmetastasen gezeigt werden. Ein Überlebensvorteil hat sich jedoch (noch) nicht herauskristallisiert. (NSABP-Trial B14).

3. Patientinnen im Senium. Bei Frauen > 70 Jahre konnte Tamoxifen die jährliche Rezidivquote um 28 % und das Mortalitätsrisiko um 21 % vermindern. Angesichts der geringen Nebenwirkungen (s. u.) wird die Indikation in dieser Subgruppe, unabhängig vom Rezeptorstatus, sehr großzügig gestellt.

Dosierung: 20 mg per os/Tag wird heute als ausreichend betrachtet.
Dauer: Die optimale Zeitdauer der Therapie (2 Jahre vs. 5 Jahre) ist noch nicht endgültig entschieden. Zwar scheint eine > 2jährige Applikation hinsichtlich der Lokalrezidive vorteilhaft, ein Überlebensvorteil ist allerdings nicht gesichert. Bei längerer Einnahme konnte als positiver Begleiteffekt eine Senkung vaskulär bedingter Todesfälle um 25 % nachgewiesen werden.

Von den meisten Patientinnen wird Tamoxifen hervorragend toleriert.

Nebenwirkungen
- Hitzewallungen: 50–60 % (Plazebo: 40–50 %).
- Depression: 10 %.
- Endometriumkarzinom: 1,7/1000 (Relatives Risiko: 2,2). Regelmäßige gynäkologische Untersuchung mit Vaginalsonographie erforderlich.
- Retinopathie: Anekdotische Berichte.
- Hepatominduktion: Anekdotische Berichte.

Bemerkungen: Tamoxifen reduziert die Inzidenz eines kontralateralen Mammakarzinoms um 40 %. Die Daten deuten darauf hin, daß Tamoxifen auch bei rezeptornegativen (nodal-positiven, postmenopausalen) Frauen die Rezidivquote um bis zu 16 % absenken kann (analog der Ansprechrate beim metastasierten Mammakarzinom von 5–10 %). Ob dies einen direkten Antitumoreffekt des Tamoxifens darstellt oder methodische bzw. laboranalytische Fehlinterpretationen zugrundeliegen, ist bisher unklar.

Viele Studien beschäftigen sich gegenwärtig mit dem Stellenwert der sogenannten „chemoendokrinen Therapie", also der Kombination von Chemotherapie und Tamoxifen bei rezeptor- und nodal-positiven Frauen. Für prämenopausale Frauen ist kein Vorteil dieser Kombination erkennbar. Bei postmenopausalen Frauen scheint sich ein geringer Effekt bzgl. des krankheitsfreien Intervalls ohne Auswirkung auf das Gesamtüberleben abzuzeichnen. Für eine abschließende Interpretation sind die Ergebnisse jedoch noch zu widersprüchlich. Nicht vergessen sollte man die erhebliche Belastung dieser Therapie für die (älteren) Patientinnen sowie den Kostenaspekt.

Zusatzinformation

Derzeit wird die Effizienz von Tamoxifen in der Primärprävention des Mammakarzinoms bei Risikopatientinnen geprüft. Ergebnisse randomisierter Studien fehlen noch.

Adjuvante Ovarektomie/Radiomenolyse

Erwartungsgemäß zeigt die Ovarektomie bei den postmenopausalen Frauen keinen Benefit.

Bei prämenopausalen Patientinnen jedoch sind die Ergebnisse vergleichbar mit der Chemotherapie bzw. zum Teil noch etwas besser. Reduktion der jährlichen Rezidivrate: 26 %. Reduktion der jährlichen Mortalität: 25 %.

Hierin spiegelt sich die Bedeutung der möglichst kompletten (reversiblen) Suppression der Ovarfunktion wider. Dieses Wirkungsprinzip wird gegenwärtig auch in Studien durch die Verabreichung von GnRH-Analoga (Buserelin, Goserelin) nachgeahmt, wobei definitive Resultate noch ausstehen.

Die Diskussion über den Stellenwert der (operativen, strahlentherapeutischen oder medikamentösen) Kastration ist noch nicht abgeschlossen. Insbesondere müssen die beträchtlichen Nebenwirkungen eines permanenten oder temporären Östrogenmangelzustandes (koronare Herzkrankheit, zerebrale Insulte, Osteoporose etc.) bei diesen jungen Frauen (< 50 Jahre) in die Gesamtbetrachtung miteinbezogen werden.

Empfehlungen für die adjuvante medikamentöse Therapie

Adjuvante Therapieempfehlungen des Consensus Meetings von St. Gallen, 1995 (modifiziert nach Weyland 1996).

Nodalstatus	negativ			
Risikostatus	niedrig	mittel	hoch	hoch
Prognosefaktoren	T < 1 cm und ER-positiv und G1	T 1-2 cm ER-positiv G1/2	T > 2 cm ER-positiv G2-G3	T > 2 cm ER-negativ G2-G3
Prämenopause	nil	Tam	CMF	CMF
Postmenopause	nil	Tam	Tam	CMF oder Tam
Senium (> 70 J)	nil	Tam	Tam	Tam (evtl. CMF oder nil)

Nodalstatus	positiv	
Prognosefaktoren	ER-positiv	ER-negativ
Prämenopause	AC oder CMF (gefolgt von Tam)	AC oder CMF
Postmenopause	Tam	AC oder CMF (oder Tam)
Senium (> 70 J)	Tam	Tam (evtl. CMF)

Nicht aufgeführt sind Behandlungsoptionen, die noch nicht etabliert sind und Studienprotokollen vorbehalten sein sollten.

Literatur

1, 2, 42, 43, 47, 53, 55, 56, 65, 67, 78, 81, 86, 88, 89, 91, 92, 94, 96, 105, 107, 115, 140, 169, 176, 186, 187, 193, 208, 209, 212, 213, 216, 220, 242, 262, 265, 270, 279, 280, 282, 289, 293, 304, 319, 353, 356, 369, 371, 374

Tripeldiagnostik

Definition

Beurteilung eines Mammabefundes unter Einbeziehung der diagnostischen Kriterien von klinischer Untersuchung, Mammographie und Zytologie.

Einführung

Die Tripeldiagnostik ist eine hervorragende Methode der Mammadiagnostik.

Durch den vermehrten additiven Einsatz von Mammasonographie und Stanzbiopsie ist die „klassische" Tripeldiagnostik (3 Methoden) heute eher zu einer „Vier-Methoden"- bzw. „Fünf-Methoden"-Diagnostik erweitert worden.

Ergebnisse

99,6 % maligner Befund bei 3fach positivem Befund der Tripeldiagnostik.

99,9 % gutartiger Befund bei 3fach negativem Befund der Tripeldiagnostik.

Daten bei Kreuzer (1987): 2128 Patienten von 1967 – 1975 und 1979 – 1985.

Therapieempfehlungen

Empfohlenes Vorgehen bei der Tripeldiagnostik

Klinik	Mammographie	Zytologie	Befund	Vorgehen
positiv	positiv	positiv	maligne	Definitive Karzinomtherapie (evtl. kein Schnellschnitt)
positiv	positiv	positiv	benigne	PE/TE oder nil
unklar	unklar	negativ	unklar	Wiederholung der FNP Histologische Abklärung
negativ	negativ	positiv	suspekt	Histologische Abklärung
negativ	negativ	negativ	normal	Übliche Kontrolluntersuchungen

Bewertung

1. Hocheffiziente, patientenfreundliche und kostengünstige Methode.
2. Durch Einbeziehung des Ultraschalls ist eine weitere Verbesserung der Ergebnisse zu erwarten, da
   - die Anzahl der klinisch und/oder mammographisch unklaren Befunde weiter eingegrenzt werden kann,
   - unter sonographischer Führung die Treffsicherheit der FNP zunimmt, so daß weniger falsch-negative oder inadäquate Resultate auftreten.
3. Voraussetzung ist allerdings ein erfahrener Mammazytologe.
4. Durch die Tripeldiagnostik ließ sich die Operationsfrequenz wegen benigner Befunde im Vergleich zu malignen Befunden von ursprünglich 4:1 auf 1:1 reduzieren (Kreuzer u. Paradowski 1987). In der Einsparung unnötiger (benigner) Operationen liegt somit der eigentliche Wert der FNP und der Tripeldiagnostik.

Literatur

33, 52, 104, 108, 117, 151, 157, 181, 190, 191, 211, 247, 258, 294, 300, 306, 321, 360, 377

Zustand nach Bestrahlung

Einführung

2/3 aller Mammakarzinome werden mittels BET mit adjuvanter Nachbestrahlung behandelt.

Klinisches Bild

- Dunklere Hautschattierung im Bestrahlungsareal (Hyperpigmentie-
rung/Teleangiektasien).
- Bestrahlte Brust kleiner im Vergleich zur Gegenseite.
- Konsistenzzunahme (schwere Fibrose bei 5 % der Frauen).
- Narben.
- Oft Konturdeformität mit Hauteinziehungen, insbesondere im Be-
reich des ehemaligen Tumorbettes.
- Akute Strahlenreaktion (während und einige Wochen nach Strahlen-
therapie): Hautrötung, Überwärmung, Ödem, Druckdolenz, Hautlä-
sion.

Apparative Diagnostik

Mammographie

Das Maximum der röntgenologischen Veränderungen postoperativ
mit/ohne nachfolgende Radiatio besteht nach 6 – 12 Monaten. Eine Stabilisierung tritt meist nach 2 Jahren ein.
Während der ersten 3 Jahre ist die mammographische Beurteilbarkeit
der bestrahlten Brust schlechter als die Gegenseite. Anschließend wird
sie insbesondere bei prämenopausalen Frauen eher besser beurteilbar.

Kriterien

- Diffuse intersitielle Zeichnungsvermehrung des Parenchyms (Ödem/
Fibrose).
- Lokale Architekturstörung im ehemaligen Tumorbett.
- Organverkleinerung.
- Hautverdickung (auch der kontralateralen Brust!).
- Hautretraktionen.
- Zunahme der retikulären Parenchymzeichnung.
- Radiärer Strukturumbau mit Ausläufern zur Haut- oder zur Pekto-
ralismuskulatur.

- Verkürzung der Cooper-Ligamente.
- Mikrokalk (= dystrophe Verkalkungen bis zu 25 % der Fälle) bei:
  - Liponecrosis microcystica: ringförmig.
  - Narbe: länglich, grob, rundlich.
  - Ölzyste: eierschalenförmig.

CAVE

Biopsie erforderlich bei:
1. Neu auftretenden Mikroverkalkungen.
2. Irregulären strahligen Verdichtungsfiguren.
3. Zunahme der Hautverdickung nach initialer Stabilisierung.
4. Zunahme der interstitiellen Parenchymdichte nach initialer Stabilisierung.

Notabene
1. Tumorrezidive finden sich:
   - 65 % im Bereich des ehemaligen Tumorbettes.
   - 22 % an anderen Stellen der ipsilateralen Brust.
   - 13 % multizentrisch (nach Stomper et al. 1987).
2. Vor Beginn der Strahlentherapie sollte eine Mammographie erfolgen, um
   - operativ nicht entfernten MK zu identifizieren,
   - eine Vergleichsbasis für spätere Verlaufsmammographien zu haben.

Sonographie
- Hautverdickung.
- Subkutanes Ödem.
- Echoleere „Spalten" im Gewebe (= interstitielles Ödem).
- Zunahme der Echogenität des Mammaparenchyms (= Fibrosierung).
- Zystenbildung.

Literatur
17, 34, 62, 63, 80, 118, 162, 197, 204, 206, 224, 248, 249, 255, 261, 328, 329, 345, 363

Zustand nach Operation

Einführung

75–85 % aller Mammabiopsien werden wegen eines benignen, abklärungsbedürftigen Befundes durchgeführt.

In erfahrenen Händen beträgt die Operationsfrequenz wegen benignem/malignem Befund etwa 1 : 1. Voraussetzung für diese niedrige TE/PE-Quote bei histologisch gutartigen Befunden ist eine sorgfältige präoperative Diagnostik (Mammographie; Sonographie; Zytologie) sowie gute klinische Kenntnisse, wodurch unnötige Operationen vermieden werden.

Die restlichen Mammaoperationen werden wegen Mammakarzinomen vorgenommen: 2/3 können heute brusterhaltend operiert werden (BET), wobei in 80–90 % ein gutes kosmetisches Resultat erzielt wird. Der psychologische Benefit des brusterhaltenden Vorgehens ist unbestritten. Trotz der obligaten Nachbestrahlung bei BET muß durchschnittlich in 8 % der Fälle mit einem Lokalrezidiv gerechnet werden.

Operationsverfahren

- Probeexzision (PE) oder Tumorektomie (TE; „local excision").
- Lobusexstirpation (Milchgangsexstirpation).
- Tumorektomie mit Randsaum im Gesunden („wide excision"; Segmentresektion).
- Quadrantektomie (Teilmastektomie), eventuell in Kombination mit onkoplastischen Techniken.

Apparative Diagnostik
Mammographie

Normalbefunde postoperativ
- Lokalisierte Hautverdickung (Narbe).
- Retraktionszeichen.
- Streifige, retikuläre Verdichtung der Subkutis.
- Brustasymmetrie.
- Gestörte Parenchymarchitektur mit radiologisch „unruhiger" Struktur.
- Deformierung der Brustkontur: Parenchymdefekte mit ungenügender plastischer Deckung werden durch die Radiatio noch verstärkt.

- Hämatome/Serome: Bei 47 % in der frühen postoperativen Phase. Diagnose: Domäne der Sonographie.
- Fettgewebsnekrosen (Ölzysten): Infolge mangelhafter Durchblutung umschriebener Fettgewebsareale kommt es zu Fettgewebsnekrosen mit Verflüssigung der zentralen Anteile und Entwicklungen einer Bindegewebskapsel. Bei unvollständiger Verflüssigung des Fettgewebes in einer Ölzyste besteht Ähnlichkeit zu einem intrazystischen Karzinom (= DD).
- Verkalkungen: Liponecrosis macrocystica calcificata = ringförmige (vollständige) Verkalkung der Ölzystenwand mit strahlentransparentem Zentrum. Grobe irreguläre Mikrokalzifikationen kommen vor.
- Parenchymnarben: Verdichtung mit strahligen Ausläufern (Narbenfibrose). Wichtig ist der Vergleich zu präoperativen Voraufnahmen bzw. die Verlaufskontrolle.
- Fremdkörper: Nahtmaterial; Clips.
- Feiner Narbenkalk: Lokalisation im Narbenbereich; z. T. fokal irregulär angeordnet; Form meist punkt-/strichförmig.

Sonographie

Normalbefunde postoperativ
- Hautverdickung (Doppelkontur).
- Vermehrte Echogenität des Fettgewebes (Maximum 3–6 Monate postoperativ).
- Verminderte Echogenität des Parenchyms.
- Schlechte Abgrenzbarkeit der submammären Strukturen und des Mammaparenchyms.
- Lokale Architekturstörung im früheren Operationsgebiet.

Der Ultraschall ist das diagnostische Mittel der Wahl bei frühen postoperativen Veränderungen: Serom/Hämatom; Zystenbildung postoperativ; Abszeß/Mastitis.

Geeignete Methode bei strahlendichtem ödematösen Brustparenchym der jüngeren Patientin.
Hilfreich bei Differentialdiagnose zwischen Narbe und Rezidiv, insbesondere bei Einsatz der Farbdopplersonographie.

Literatur

22–24, 34, 62, 80, 109, 120, 145, 183, 189, 197, 204, 206, 224, 248–250, 281, 290, 328, 329, 373

Zysten

Definition
Lokale Erweiterung des peripheren Milchganges oder der TDLE mit Flüssigkeitsansammlung. Üblicherweise im Rahmen der Mastopathie vorkommend.
Einfache Zyste: Benigne Veränderung mit Ausbuchtung der normalen, zweischichtigen Duktuswand, bestehend aus Duktusepithel (innen) und Myoepithel (außen).
Komplizierte Zyste: Zyste, die auf dem Boden von Einblutung, Entzündung, Nekrose oder Neoplasie entstanden ist.

Klinisches Bild
- Gut abgrenzbarer, prall elastischer, mobiler Tumor.
- Schmerzhaftigkeit (Zunahme insbesondere prämenstruell).

Diagnose/Befund
Zytologie
Zellarmes Sekret mit Schaumzellen, Zystenepithelien, apokriner Metaplasie und Erythrozyten.
Ein zytologisch suspekter Befund erfordert die histologische Abklärung.

Apparative Diagnostik
Mammographie
- Glatt begrenzte Raumforderung.
- Rundlich, ovale Form.
- Mittlere Strahlendichte.
- Ausrichtung längs der Milchgänge.
- Halozeichen.
- Bei dichtem Parenchym oft nicht oder nur schlecht abgrenzbar.

Sonographie
- Echofreie Raumforderung.
- Glatte Begrenzung der Außen- und Innenwand.
- Homogene dorsale Schallverstärkung.
- Feine laterale Schallschatten.
- L/T-Quotient < 1 (Breite $>$ Höhe).

- Komprimierbarkeit der Form vorhanden.
- Gelegentlich feine Binnensepten.
- Gelegentlich basale Sedimentation (Stoßpalpation; Lagewechsel).

Differentialdiagnose

Intrazystisches Papillom, intrazystisches papilläres Karzinom, medulläres Karzinom, muzinöses Karzinom, Fibroadenom, Abszeß, nekrotisch zerfallender Tumor, Hämatom, Galaktozele, Metastase, tumorös befallener Lymphknoten. → DD Rundschatten

Therapie

Keine Beschwerden: Bei sonographisch eindeutiger (einfacher) Zyste kann abgewartet werden.

Beschwerden: Feinnadelpunktion mit Zystenentleerung. Eventuell anschließend Pneumozystographie.

Unklarer „Zystenbefund": Feinnadelpunktion mit zytologischer Untersuchung des Aspirates.

Intrazystische Proliferation: Keine Feinnadelpunktion! Primär chirurgische Exzision.

Epidemiologie

Häufigkeit

Jede 2. Frau jenseits des 40. Lebensjahres.
Altersgipfel: 40–45 Jahre.

Zusatzinformation

Notabene

1. Die Pneumozystographie wird mittlerweile angesichts des hohen Auflösungsvermögens des Ultraschalls überwiegend als obsolet betrachtet.

2. 2–7 % der Mammakarzinome zeigen noduläres Wachstum mit mehr oder weniger glatter Randkontur.

3. Man sollte darauf achten, in einer zystenreichen mastopathischen Brust ein dazwischen liegendes Karzinom nicht zu übersehen, das in dieser Altersgruppe schon gehäuft vorkommt.

Literatur

22, 26–28, 35, 80, 110, 112, 159, 207, 250

Zytologische Diagnostik

Einführung

Unterschieden wird zwischen Sekretions-/Kontaktzytologie und Punktionszytologie.

Sekretions-/Kontaktzytologie
Technik

Sekretionszytologie: Exprimieren des Mamillensekretes durch leichten Druck.

Kontaktzytologie: Abschaben von Mamillenverkrustungen mit dem Skalpell.

Ausstreichen auf einen Objektträger. Fixieren mit 50/50-Gemisch aus Ethylalkohol (95 %) und Äther (oder mit Isopropylalkohol) für Papanicolaou-Färbung. Lufttrocknung für May-Giemsa-Färbung.

Indikationen

- Mamillensekretion.
- Mamillenveränderungen („Ekzem").

Befunde

- Galaktorrhoe: Sekret; Fetttröpfchen; vereinzelt Schaumzellen.
- Pathologische Mamillensekretion: Einzelne oder in Verbänden liegende Duktusepithelien, Schaumzellen, Makrophagen; apokrine Metaplasie; z. T. Erythrozyten. Atpyische Zellen bei: Papillom, proliferierender Mastopathie, Karzinom.
- Mamillenabstrich: Hyperkeratosen; Duktusepithelien; Erythrozyten; Detritus; z. T. Pilze; Tumorzellen; Paget-Zellen; Karzinomzellen.

Beurteilung

1. In 0,7 – 1 % aller Mamillensekrete findet sich ein Malignom.
2. Die Treffsicherheit der Zytologie ist in verschiedenen Untersuchungen sehr unterschiedlich und liegt im Mittel bei 66 % (Kreuzer 1981).
3. Nur 4 % aller Karzinome zeigen eine pathologische Mamillensekretion (Gregl 1979).
4. Der Morbus Paget der Mamille ohne klinisch nachweisbaren Tumor (> 50 % der Fälle) kann meist kontaktzytologisch diagnostiziert werden.
5. Vorteile der Zytodiagnostik: Keine Beeinträchtigung der Patientin, einfache Handhabung, geringe Kosten.

Punktionszytologie

Technik

Materialgewinnung: Feinnadelpunktion (FNP).

Verwendung von Nadeln 20–25 gg.

Spritzen: 10–20 ml Plastikspritzen, eventuell mit Cameco-Pistolet (Vorteil: Einhandpunktion).

Vorgehen

- Desinfektion.
- Punktion (sollte unter sonographischer Kontrolle erfolgen).
- Fächerförmige Materialaspiration nach Unterdruckerzeugung.
- Ausspritzen des Zellmaterials auf einen Objektträger.
- Materialfixierung für Papanicolaou-Färbung.
- Lufttrocknung für May-Giemsa-Färbung.

Indikationen

1. Abklärung aller palpablen Tumoren der Mamma:
   - DD benigne/maligne Tumoren.
   - Zysten.
   - Mastopathie.
   - Entzündungen, Abszeß.
   - Fettgewebsnekrose.
   - Fremdkörpergranulome.
2. Abklärung klinisch okkulter, sonographisch suspekter Herdbefunde unter Ultraschallkontrolle. Punktion nur mammographisch suspekter Bereiche unter stereotaktischen Bedingungen.
3. Definitive Therapie von einfachen Zysten, gegebenenfalls in Verbindung mit der Pneumozystographie.
4. Definitive präoperative Karzinomdiagnose zur Therapieplanung bei:
   - Exulzerierendem Karzinom.
   - Inflammatorischem Karzinom (neoadjuvante Chemotherapie).
   - Vor BET mit tumoradaptierten plastischen Operationen.
   - Vor modifiziert radikaler Mastektomie bei älteren oder morbiden Patientinnen (erspart intraoperativen Schnellschnitt).
   - Vor neoadjuvanter Chemotherapie bei großen Karzinomen (Downstaging).
5. Verdacht auf Lokalrezidiv (DD: Rezidiv/Granulom/Narbe).
6. Abklärung postoperativer Veränderungen: Serom, Hämatom, Abszeß, Fibrose, Fettgewebsnekrose, Rezidiv.

7. Abklärung von Lymphknotenvergrößerungen (axilläre, cervikale, infra-/supraklavikuläre LK; Lebermetastase; Pleuraerguß).

Komplikationen
- Hämatome: Deshalb sollte die Punktion immer im Anschluß an die mammographische oder sonographische Untersuchung durchgeführt werden.
- Tumorzelldissoziation (Stichkanalmetastasen): Theoretisch denkbar, aber bislang in zahlreichen Studien widerlegt, so daß die FNP als unbedenklich gilt.
- Pleuraverletzungen (extrem selten): Deshalb ist die tangentiale Stichrichtung bei der FNP obligat.
- Lokale Infektion (sehr selten).

Malignitätskriterien
- Kernveränderungen: Kernvergrößerungen; Polymorphie; Anisokaryose; Hyperchromasie; freie Kerne; irreguläre Chromatinstruktur; irreguläre Kernmembran; atypische Mitosen; Vergrößerung und Vermehrung der Nucleoli.
- Zellanordnung: Verlust der Zellkohärenz und dissoziierte Lagerung; mehrschichtige Cluster-Verbände; z. T. spezielle Formationen („Indian file").
- Zytoplasmaveränderungen: Größen- und Formunterschiede; Zytoplasmaverlust; Phagozytose; Schleimvakuolen; Cell-in-cell-Phänomen.
- Zellhintergrund: Tumordiathese.

Beurteilung
1. Die Malignomdiagnose kann zytologisch mit einer Sensitivität von 73 – 98 % gestellt werden (73 %: zytologisch maligne Fälle; 98 %: zytologisch maligne und zytologisch zweifelhafte Fälle zusammengefaßt). Eine Spezifität von 98 % wird erreicht. Die Rate der falsch-positiven Befunde liegt zwischen 0,17 und 0,8 %. Die hohe Anzahl von falsch-negativen Befunden (10,8 %) konnte in neueren Studien auf 2 – 5 % gesenkt werden. Die falsch-negativen Resultate stammen von okkulten Tumoren (die von der FNP verfehlt wurden), von hochdifferenzierten Karzinomen oder von unzureichender Zellgewinnung aus bindegewebsreichen, karzinomzellarmen Tumoren.

2. Die Zytologie ist eine hocheffektive Methode, mit der man die besten Resultate erzielt, wenn der Punkteur gleichzeitig die zytologische Befundung vornimmt (Zajicek et al. 1967). Voraussetzung ist eine gute Punktionstechnik sowie profunde Kenntnisse in der Mammazytologie/-histologie. Inadäquate Materialgewinnung (geschätzt: 6,5 %) kann durch einen erfahrenen Punkteur minimiert werden.

3. Bei klinisch okkulten Prozessen wird heute die FNP unter sonographischer Steuerung empfohlen, um die Rate falsch-negativer Zytologien zu senken (ca. 2 %) und die Dokumentation der Punktionsstelle (aus forensischen Gründen) zu gewährleisten. Durch Ultraschallführung kann die Sensitivität auf 97 % und die Spezifität auf 98 % (bezogen auf Malignome) gesteigert werden.

4. Bei malignen Tumorzellen kann heute eine Bestimmung der Hormonrezeptoren am zytologischen Material vorgenommen werden.

5. Vorteile der Punktionszytologie:
   - Leichte Handhabung.
   - Kostengünstige Methode.
   - Hohe Trefferquote.
   - Geringer Zeitaufwand.
   - Geringe Komplikationsrate.
   - Vermeidung unnötiger Operationen.
   - Keine Narben.
   - Keine Lokalanästhesie nötig.
   - Definitive Diagnosesicherung prätherapeutisch möglich.
   - Zytologisches Ergebnis kann in wenigen Minuten vorliegen.
   - Therapeutischer Effekt bei Zysten.

6. Nachteile der Punktionszytologie:
   - Keine definitive Histologie (= Goldstandard).
   - Falsch-negative Smears (durchschnittlich: 5 %).
   - Inadäquate Smears (durchschnittlich: 6,5 %; Range: 0,7 – 11,4 %).
   - Falsch-positive Befunde (< 1 %).

7. Die Zytologie ist ein integraler Bestandteil der Tripeldiagnostik. → Tripeldiagnostik

Literatur

13, 20, 33, 52, 66, 84, 104, 108, 110, 117, 123, 126, 129, 157, 181, 182, 189 – 191, 211, 241, 247, 257, 258, 294, 300, 306, 320, 326, 339, 360, 375, 377

Literaturverzeichnis

1. Aberizk W, Silver B, Henderson IC (1986) The use of radiotherapy for treatment of isolated local-regional recurrence of breast cancer after mastectomy, Cancer 58:1214
2. Abner A, Recht A, Eberlein T et al. (1993) Prognosis following salvage mastectomy for recurrence in the breast after conservative surgery and radiation therapy for early stage breast cancer, J Clin Oncol 11:44
3. Abramson DJ (1974) A clinical evaluation of aspiration of cysts of the breast, Surg Gynecol Obstet 139:531–535
4. Adami H, Bergström R, Hansen J (1985) Age at first pregnancy as a determination of the incidence of bilateral breast cancer, Cancer 55:643–647
5. Adler DD, Wahl RL (1996) New methods for breast cancer imaging. In: Harris JR, Lippman ME, Morrow M, Hellman S (eds) Diseases of the breast, Lippincott-Raven, Philadelphia
6. Adler DD (1997) Imaging evaluation of spiculated masses. In: Friedrich M, Sickles EA (eds) Radiological diagnosis of breast diseases, Springer-Verlag, Berlin Heidelberg New York
7. American Joint Commitee on Cancer (1992) Breast. In: Beahrs OH, Henson DE, Hutter RVP et al (eds) Manual for staging of cancer, 4th edn, Lippincott, Philadelphia
8. Amy D (1994) Recurrences of breast carcinoma: early echographic diagnosis. In: Madjar H, Teubner J, Hackelöer BJ (eds) Breast ultrasound update, Karger-Verlag, Basel, pp 235–239
9. Anderson JA, Gram JB (1984) Radial scar in the female breast: a long term follow up study of 32 cases, Cancer 53:2557–2560
10. Andersson I (1986) Mammography in clinical practice, Med Radiogr Photogr 62:23–31
11. Anton HW, Junckermann H, Wolf G, Teubner J (1993) Lokalisation nichtpalpabler Läsionen in der Mammographie zur präoperativen Markierung und Gewebeentnahme, Radiologe 33:271–276
12. Arnesson LG, Smeds S, Fagerberg G et al. (1989) Follow up of two treatment modalities for ductal cancer in situ of the breast, Br J Surg 76:672–675
13. Auer G, Kronenwett M (1985) A topical of the reliability of fine-needle aspiration biopsy in the early detection and biological characerisation of breast cancer. In: Zander J, Baltzer J (eds) Early breast cancer, Springer-Verlag, Berlin Heidelberg New York Tokyo
14. Azzopardi JG (1979) Cystic disease; duct ectasia; fat necrosis; fibrous disease of the breast. In: Problems of breast pathology; major problems in pathology, vol 11, Saunders, London
15. Azzopardi JG (1979) Breast sarcomas. In: Breast pathology; major problems in pathology, vol 11, Saunders, London
16. Azzopardi JG (1979) Problems in breast pathology. In: Major problems in pathology, vol 11, Saunders, London
17. Balu-Maestro C, Brunneton JN, Geoffray A et al. (1991) Ultrasonographic posttreatment follow up of breast cancer patients, J Ultrasound Med 10:1–7

18. Balzer J (1994) Mammakarzinom und Schwangerschaft. In: Tumorzentrum München (Hrsg) Mammakarzinome – Empfehlungen zur Diagnostik, Therapie und Nachsorge, 5. Aufl., S. 71–74

19. Barrows GH, Anderson TJ, Lamb JL, Dixon JM (1986) Fine needle aspiration of breast cancer, Cancer 58:1493–1498

20. Barten M (1992) Zytopathologie der Brustdrüse, Zentralbl Gynäkol 114:403–408

21. Barth A, Brenner J, Giuliano AE (1995) Current management of ductal carcinoma in situ. West J Med 163:360–366

22. Barth V, Prechtel K (1990) Atlas der Brustdrüse und ihrer Erkrankungen, Enke-Verlag, Stuttgart

23. Barthelink M, Van Dam F, Van Dongen J (1985) Psychological effects of breast conserving therapy in comparison with radical mastectomy, Int J Radiat Oncol Biol Phys 11:381–387

24. Bassett LW, Kimme-Smith C (1991) Breast sonography, A J R 156:449–455

25. Bassett LW, Gold RH, Cove HC (1978) Mammographic spectrum of traumatic fat necrosis: the fallibility of „pathognomonic“ signs of carcinoma, A J R 130:119–122

26. Bassett LW (1992) Mammographic analysis of calcifications, Radiol Clin North Am 30:93–105

27. Bassett LW (1992) Mammographie. Ein Fallatlas. Deutscher Ärzteverlag, Köln

28. Bässler R (1984) Mamma. In: Remmele W (Hrsg) Pathologie 3, Springer-Verlag, Berlin Heidelberg New York Tokyo

29. Bässler R (1978) Pathologie der Brustdrüse. In: Doerr W, Seifert G, Uehlinger E (Hrsg) Spezielle pathologische Anatomie, Bd. 11, Springer-Verlag, Berlin Heidelberg New York

30. Bastert G, Costa SD (1996) Malignome der Mamma. In: Wulf KH, Schmidt-Mathiesen H (Hrsg) Klinik der Frauenheilkunde und Geburtshilfe, Bd. 12, Spezielle gynäkologische Onkologie II, 3. Aufl., Urban & Schwarzenberg, München, S. 121–243

31. Bauer M, Schulz-Wendtland R, Bühner M, Lang N (1993) Hochgeschwindigkeitsstanze. Eine neue Methode zur histologischen Abklärung unklarer Mammaläsionen, Zentralbl Radiol 147:11–12

32. Beller FK, Nienhaus H, Niedner W, Holzgreve W (1986) Bilateral breast cancer: the frequency of undiagnosed cancers, Am J Obstet Gynecol 155:247–255

33. Bibbo M, Schreiber M, Cajulis R et al. (1988) Stereotaxic fine needle aspiration cytology of clinically occult malignant and premalignant breast lesions, Acta Cytol 32 (2):193–201

34. Blohmer JU, Schmalisch G, Hruby B et al. (1995) Sonographische Kriterien in der Differentialdiagnose von Herdbefunden der Mamma, Ultraschall 16:525

35. Blohmer JU, Guski H (1995) Sonographische Kriterien zur Differentialdiagnose von Mammatumoren. In: Sohn C, Holzgreve W (Hrsg) Ultraschall in Gynäkologie und Geburtshilfe, Thieme-Verlag, Stuttgart New York

36. Bloom HJG, Richardson WW (1957) Histological grading and prognosis in breast cancer: a study of 1049 cases, of which 359 have been followed 15 years, Br J Cancer 11:359

37. Bohmann LG, Bassett LW, Gold RH, Vogt R (1982) Breast metastases from extramammary malignancies, Radiology 144:309

38. Braunstein GD (1996) Gynecomastia. In: Harris JR, Lippman ME, Morrow M, Hellman S (eds) Diseases of the breast, Lippincott-Raven, Philadelphia

39. Brinton LA, Devesa SS (1996) Incidence, demographics and environmental factors. In: Harris JR, Lippman ME, Morrow M, Hellman S (eds) Diseases of the breast, Lippincott-Raven, Philadelphia

40. Bröckelmann J, Krebs D (1991) Klinische Symptomatik und Diagnostik des Mammakarzinoms. In: Durst J (Hrsg) Das Mammakarzinom. Aktuelle Diagnostik und Therapie, VCH, Weinheim S. 27–46

41. Bröckelmann J, Krebs D (1991) Epidemiologie und Häufigkeitsverteilung des Mammakarzinoms. In: Durst J (Hrsg) Das Mammakarzinom. Aktuelle Diagnostik und Therapie, VCH, Weinheim, S. 1–25

42. Buchholz TA, Austin-Semour MM, Moe RE (1993) Effect of delay in radiation in the combined modality treatment of breast cancer, Int J Radiat Oncol Biol Phys 26:23–35

43. Buzzoni R, Bonadonna G, Valagussa P et al. (1991) Adjuvant chemotherapy with doxorubicin plus cyclophosphamid, methotrexate and fluorouracil in the treatment of resectable breast cancer with more than three axillary nodes, J Clin Oncol 9:2134

44. Cardenosa G, Eklund GW (1991) Benign papillary neoplasm of the breast: mammographic findings, Radiology 181:751–755

45. Carpenter C, Boulter PS, Cooke T et al. (1989) Management of screen detected ductal carcinoma, Br J Surg 76:465–467

46. Chandrakant CK, Pareck NJ (1983) The male breast, Radiol Clin North Am 21:137–148

47. Chen K, Montague E, Oswald M (1986) Results of irradiation in the treatment of loco-regional breast cancer recurrence, Cancer 56:1269–1273

48. Chersevani R, Rizzatto G (1994) Acute breast inflammation and sonography. In: Madjar H, Teubner J, Hackelöer BJ (eds) Breast ultrasound update, Karger-Verlag, Basel, S. 214–219

49. Chung SY, Chun BK (1994) Sonographic evaluation of breast tumors associated with nipple discharge. In: Madjar H, Teubner J, Hackelöer BJ (eds) Breast ultrasound update, Karger-Verlag, Basel, S. 194–200

50. Ciatto S, Andreoli C, Ciriollo A et al. (1991) The risk of breast cancer subsequent to histologic diagnosis of benign intraductal papilloma: follow up study of 339 cases, Tumori 77:41–46

51. Ciatto S, Bravetti P, Cariaggi P (1986) Significance of nipple discharge clinical patterns in the selection of cases for cytologic examination, Acta Cytol 30:17–22

52. Ciatto S, Cariaggi P, Bulgavesi P et al. (1992) Fine needle aspiration cytology of breast: review of 9533 consecutive cases, The Breast 2:87–90

53. Clarke D, Martinez A (1992) Identification of patients who are at high risk for locoregional breast cancer recurrence after conservative surgery and

radiotherapy: a review article for surgeons, pathologists and radiation and medical oncologists, J Clin Oncol 10:474

54. Cosgrove DO, Kedar RP, Bamber JC (1993) Breast diseases: Color doppler US in differential diagnosis, Radiology 189:99–104

55. Cuzick J, Steward H, Peto R et al. (1994) Overview of randomized trials of postoperative adjuvant radiotherapy in breast cancer, Cancer Treat Rep 71:15

56. Cuzick J, Steward H, Rutquist L et al. (1994) Cause-specific mortality in long-term survivors of breast cancer who participated in trials of radiotherapy, J Clin Oncol 12:447–453

57. D'Orsi CJ (1991) Early detection of breast cancer: Mammography, Breast Cancer Res Treat 18(1):107–109

58. De Waal JC, Baltzer J, Muthmann-Nagy C et al. (1987) Zur Wertigkeit von Palpation und Mammographie beim primären Mammakarzinom, Geburtshilfe Frauenheilkd 47:93–97

59. Delorme S (1997) Doppler sonography of breast tumors. In: Friedrich M, Sickles EA (eds) Radiological diagnosis of breast disease, Springer-Verlag, Berlin Heidelberg New York Tokyo

60. Delorme S, Anton HW, Knopp MV et al. (1993) Breast cancer: assessment of vascularity by color doppler, Eur Radiol 3:253–257

61. Dershaw DD, McCormick B, Cox L, Osborne MP (1990) Differentiations of benign and malignant local tumor recurrence after lumpectomy, A J R 155:35–38

62. Dershaw DD, Shank B, Reisinger S (1987) Mammographic findings after breast cancer treatment with local excision and definitive irradiation, Radiology 164:455–461

63. Dershaw DD, Osborne M (1989) Imaging techniques in breast cancer, Semin Surg Oncol 5:82–93

64. Dexeus S, Serrat X, Tolosa HA (1982) Der Einfluß von Schwangerschaft und Laktation auf die Prognose beim Mammakarzinom. In: Frischbier HJ (Hrsg) Die Erkrankungen der weiblichen Brustdrüse, Thieme-Verlag, Stuttgart New York, S. 153

65. Di Saia PJ, Creasman WT (1997) Breast diseases. In: Di Saia PJ, Creasman WT (eds) Clinical gynecologic oncology, 5th edn, Mosby, St. Louis

66. Dohm G, Fischer R, Grundmann E, Nagel G (1980) Metastasenförderung durch diagnostische Gewebsentnahme (Biopsie)? Dtsch Ärztebl 22:1460–1462

67. Dimitrov N, Anderson S, Fisher B et al. (1994) Dose intensification and increased total dose of adjuvant chemotherapy for breast cancer (BC): findings from NSABP B22, Proc ASCO 13:64

68. Dimpfl T, Genz T, Kindermann G (1996) Carcinoma in situ der Mamma – ist die axilläre Lymphonodektomie notwendig? Geburtshilfe Frauenheilkd 56:18–22

69. Diner WC (1981) Galactography: mammary duct contrast examination, A J R 137:853–856

70. Donegan WL, Perez-Mesa CM, Watson FR (1966) A biostatistical study of locally recurrent breast carcinoma, Surg Gynec Obstet 122:532–540

71. Dreyer IL, Fournier D, Hessler C (1993) Utility of color doppler sonography in malignant versus benign focal breast lesions: about 116 cases, Bildgebung 60(2):52–57

72. Droulias CA, Sewell CW, McSweeney MB et al. (1976) Inflammatory carcinoma of the breast: a correlation of clinical, radiologic and pathologic findings, Ann Surg 184:217–222

73. Duda RB (1996) Paget disease. In: Harris JR, Lippman ME, Morrow M, Hellman S (eds) Diseases of the breast, Lippincott-Raven, Philadelphia

74. Dunkley B, Frankl G, Haile RWC, Bailey A (1988) The importance of skin thickening in breast cancer, Breast Dis 1:205–210

75. Dupont WD, Page DL (1985) Risk factors for breast cancer in women with proliferative breast disease, N Engl J Med 312:146–151

76. Dupont WD, Parl FF, Hartmann WH et al. (1993) Breast cancer risk associated with proliferative breast disease and atypical hyperplasia, Cancer 71:1258–1265

77. Durst J (1991) Das Mammakarzinom. Aktuelle Diagnostik und Therapie, Edition Medizin, VCH, Weinheim

78. Early Breast Cancer Trialist Collaborative Group (EBCTCG) (1992) Systemic treatment of early breast cancer by hormonal, cytotoxic or immune therapy. 133 randomized trials involving 31.000 recurrences and 24.000 deaths among 75.000 women, Lancet 339:1–15 and 71–85

79. Egan RL, McSweeney MB, Swell CW (1980) Intramammary calcifications without an associated mass in benign and malignant diseases, Radiology 137:1–7

80. Egan RL (1988) Breast imaging. Diagnosis and morphology of breast diseases, Saunders, Philadelphia

81. Eiermann W, Engel J (1995) Tumoradaptierte Brustkrebschirurgie. In: Sauer H (Hrsg) Mammakarzinom, Ergebnisse von Diagnostik, Therapie und Nachsorge 3, Zuckschwerdt-Verlag, München

82. El Yousef S, Duchesneau RH, Alfidi J et al. (1984) Magnetic resonance imaging of the breast, Radiology 150:761–764

83. Evans WP (1996) Stereotactic core breast biopsy. In: Harris JR, Lippman ME, Morrow M, Hellman S (eds) Diseases of the breast, Lippincott-Raven, Philadelphia

84. Fajardo LL, Jackson VP, Hunter TB (1992) Interventional procedures in the breast: needle biopsy, pneumocystography and galactography, A J R 158:1231–1238

85. Feig SA (1997) Breast cancer screening. In: Marchant DJ (ed) Breast disease, Saunders, Philadelphia

86. Fentiman IS, Georgy WM, Richards MA (1994) Effect of menstrual phase on surgical treatment of breast cancer, Lancet 344:402

87. Fiorica JV (1997) Breast cancer and pregnancy. In: Marchant DJ (ed) Breast disease, Saunders, Philadelphia

88. Fisher B, Anderson S, Fisher E et al. (1991) The significance of local recurrence following lumpectomy, Lancet 338:327

89. Fisher B, Redmond C (1992) Lumpectomy for breast cancer: an update of NSABP experience, J Natl Cancer Inst Monogr 11:7

90. Fisher B, Redmond C, Poisson R et al. (1989) 8 year results of a randomized clinical trial comparing total mastectomy and lumpectomy with or without irradiation in the treatment of breast cancer, N Engl J Med 320:822–828

91. Fisher B, Constantino J, Redmond C et al. (1989) A randomized clinical trial evaluating tamoxifen in the treatment of patients with node negative breast cancer who have estrogen-receptor-positive tumors, N Engl J Med 320:479

92. Fisher B, Redmond C, Legault-Poisson S et al. (1990) Postoperative chemotherapy and tamoxifen compared with tamoxifen alone in the treatment of positive-node breast cancer patients aged 50 years and older with tumors responsive to tamoxifen: results from the NSABP B16, J Clin Oncol 8:1005

93. Fisher B, Constantino J, Redmond C et al. (1993) Lumpectomy compared with lumpectomy and radiation therapy for treatment of intraductal cancer, Engl J Med 328:1581–1586

94. Fisher B, Wolmark N, Bauer M et al. (1981) The accuracy of clinical nodal staging and of limited axillary dissection as a determinant of histologic nodal status in carcinoma of the breast, Surg Gynecol Obstet 152:765

95. Fisher B, Bauer M, Margolese R et al. (1985) Five year results of a randomized clinical trial comparing total mastectomy and segmental mastectomy with or without radiation in the treatment of breast cancer, N Engl J Med 312:665–673

96. Fisher B, Slack NH, Cavanaugh PJ et al. (1970) Postoperative radiotherapy in the treatment of breast cancer: results of the National Surgical Adjuvant Breast Project Clinical Trial, Ann Surg 172:711–732

97. Fisher ER, Sass R, Fisher B et al. (1986) Pathological findings from National Surgical Adjuvant Breast Project (NSABP; B06). Intraductal cacinoma DCIS, Cancer 57:197–208

98. Fisher ER, Palekar AS, Kotwal N, Lipana N (1979) A non-encapsulated sclerosing lesion of the breast, Am J Clin Pathol 71:240–246

99. Fisher ER, Constantino J, Fisher B et al. (1995) Pathological findings from national surgical adjuvant surgical breast project (NSABP) protocol B 17, Cancer 75:1310–1319

100. Fisher ER, Gregorio RM, Fisher B (1975) The pathology of invasive breast cancer. A syllabus derived from findings of the National Surgical Adjuvant Breast Project (Protocol N04), Cancer 36:1

101. Fletcher SW, Black W, Harris R et al. (1993) Report of the international workshop on screening for breast cancer, J Natl Cancer Inst 85:1644–1656

102. Folkman J, Klagsburn M (1987) Angiogenic factors, Science 235:442–447

103. Fornage BD, Lorigan JG, Andry E (1989) Fibroadenoma of the breast: sonographic appearance, Radiology 172:671–675

104. Fornage BD (1992) Ultrasound guided percutaneous needle biopsy of the breast and other interventional procedures, Radiol Clin North Am 30:167–185

105. Fornander T, Cedermark B, Mattsson A et al. (1989) Adjuvant tamoxifen in early breast cancer: occurrence of new primary cancers, Lancet 1:117

106. Foster RS jr. (1996) Techniques for diagnosis of palpable breast masses. In: Harris JR, Lippman ME, Morrow M, Hellman S (eds) Diseases of the breast, Lippincott-Raven, Philadelphia

107. Fowble BL, Solin LJ, Schultz D et al. (1991) Ten year results of conservative surgery and irradiation for Stage I and II breast cancer, Int J Radiat Oncol Biol Phys 21:269–277

108. Frable WJ (1983) Thin needle aspiration biopsy. In: Azzopardi J (ed) Major problems in pathology 14, Saunders, Philadelphia

109. Friedman N (1988) The effects of irradiation on breast cancer and the breast, Cancer 38:368–371

110. Friedrich M, Sickles EA (1997) Radiological diagnosis of breast diseases, Springer-Verlag, Berlin Heidelberg New York Tokyo

111. Friedrich M (1993) Technik und Ergebnisse der Mammographie, Radiologe 33:243–259

112. Frischbier HJ, Bahlsen J (1989) Die Screening Mammographie: Ihre Bedeutung für die Senkung der Brustkrebsmortalität und Möglichkeiten der praktischen Umsetzung, Hamburger Ärztebl 43:121–124

113. Frischbier HJ, Thomsen K (1985) Diagnostik des Mammakarzinoms. In: Käser O, Friedberg V, Ober KG, Zander J (Hrsg) Gynäkologie und Geburtshilfe, Bd. III/1, 2. Aufl., Thieme-Verlag, Stuttgart New York, S. 3.77–3.91

114. Gadd MA (1996) Papillary lesions. In: Harris JR, Lippman ME, Morrow M, Hellman S (eds) Diseases of the breast, Lippincott-Raven, Philadelphia

115. Gage I, Recht A, Gelman R et al. (1995) Long term outcome following breast conserving surgery and radiation therapy, Int J Radiat Oncol Biol Phys 33:245–251

116. Gallager HS (1985) Malignant breast disease: pathology. In: Harper P (ed) Ultrasound mammography, University Park Press, Baltimore

117. Gardecki TI, Hogbin BM, Melchier DM, Smith RS (1980) Aspiration cytology in the preoperative management of breast cancer, Lancet 2:790–792

118. Gefter WB, Friedman AK, Goodman RL (1982) The role of mammography in evaluating patients with early carcinoma of the breast for tylectomy and radiation therapy, Radiology 142:77–80

119. Gerlach B, Holzgreve W (1993) Mammasonographie: Erfahrungen, Entwicklungen und Ergebnisse im Stufe III Zentrum der UFK Münster (1987–1992), Ikon, 3:1–24

120. Gerlach B, Holzgreve W (1994) Comparison of x-ray, mammography and sonomammographie of 1209 histologically verified breast diseases. In: Madjar H, Teubner J, Hackelöer BJ (eds) Breast ultrasound update, Karger-Verlag, Basel, S. 40–50

121. Gershon-Cohen J, Ingleby H, Hermel MB (1956) Calcifications in secretory disease of the breast, A J R, 76:132–135

122. Gershon-Cohen J, Ingleby H (1952) Roentgenography of fibroadenoma of the breast, Radiology 59:77–87

123. Giard RWM, Hermans J (1992) The value of aspiration cytologic examination of the breast. A statistical review of the medical literature, Cancer 69:2104–2110

124. Gloeckler-Ries LAG, Miller BA, Hankey BF et al. (1994) SEER cancer statistics review. 1973–1991: tables and graphs. National Cancer Institut. NIH Publication 94–2789

125. Gold RH, Montgomery CK, Minagi H, Annes GP (1971) The significance of mammary skin thickening in disorders other than primary carcinoma: a roentgenologic-pathologic correlation, A J R, 112:613–621

126. Gordon PB, Goldenberg SL, Chan NHL (1993) Solid breast lesions: diagnosis with US-guided fine needle aspiration biopsy, Radiology 189:573

127. Greenstein-Orel S, Troupin RH, Patterson EA, Fowble BL (1992) Breast cancer recurrence after lumpectomy and irradiation – the role of mammography in detection, Radiology 33:201–206

128. Gregl A, Schaal HJ, Müller J, Peiper HJ (1979) Die Bedeutung der Mammographie in der Diagnostik und Therapie einer nicht puerperalen Mastitis, Fortschr Geb Röntgenstr 130:342–344

129. Gregl A (1979) Farbatlas der Galaktographie, Schattauer-Verlag, Stuttgart New York

130. Guinee VF, Olsson H, Möller H et al. (1994) Effect of pregnancy on prognosis for young women with breast cancer, Lancet 343:1587–1589

131. Gump FE, Habif DV, Logerfo P et al. (1986) The extent and distribution of cancer in breasts with palpable primary tumors, Ann Surg 204:384–390

132. Haagensen CD, Lane N, Lattes R et al. (1978) Lobular neoplasia (so called lobular carcinoma in situ) of the breast, Cancer 42:737–769

133. Haagensen CD (1986) Diseases of the breast, 3rd edn, Saunders, Philadelphia

134. Hackelöer BJ, Duda V, Hüneke B et al. (1982) Ultraschallmammographie: Entwicklung, Stand und Grenzen, Ultraschall 3:94

135. Hackelöer BJ, Duda V, Lauth G (1986) Ultraschall – Mammographie, Springer-Verlag, Berlin Heidelberg New York Tokyo

136. Haffty BG, Fischer D, Beinfield M, McKhann C (1991) Prognosis following local recurrence in the conservatively treated breast cancer patient, Int J Radiat Oncol Biol Phys 21:293–298

137. Hajdu SI, Espinoza MH, Robbins GF (1976) Recurrent cystosarcoma phylloides: a clinicopathologic study of 32 cases, Cancer 38:1402–1406

138. Halliwell M (1994) Ultrasound doppler in breast disease. In: Madjar H, Teubner J, Hackelöer BJ (eds) Breast ultrasound update, Karger-Verlag, Basel, S. 288–297

139. Halverson ID, Hori Rabaina IM (1974) Cystosarcoma phyllodes of the breast, Am Surg 40:295

140. Halverson KJ, Taylor ME, Perez CA et al. (1993) Regional nodal management and patterns of failure following conservative surgery and radiation therapy for stage I and II breast cancer, Int J Radiat Oncol Biol Phys 26:593–599

141. Han H, Cha YM, Park SH (1994) Fibrocystic disease of the breast: variable mammographic and sonographic appearance. In: Madjar H, Teubner J, Hackelöer BJ (eds) Breast ultrasound update, Karger-Verlag, Basel, S. 201–207

142. Harms SE, Flamig DP (1993) MR imaging of the breast – a technical approach and clinical experience, Radiographics 13:905–912

143. Harris JR, Recht A (1991) Conservative surgery and radiotherapy. In: Harris JR, Hellman S, Henderson C, Kinne DW (eds) Breast diseases, Lippincott, Philadelphia

144. Harris JR, Morrow M (1996) Local management of invasive breast cancer. In: Harris JR, Lippman ME, Morrow M. Hellman S (eds) Diseases of the breast, Lippincott-Raven, Philadelphia

145. Hassel PR, Olivotto HF, Mueller HA et al. (1990) Early breast cancer: Detection of recurrence after conservative surgery and radiation therapy, Radiology 176:731–735

146. Hayes R, Michell M, Nunnerly HB (1991) Acute inflammation of the breast. The role of ultrasound in diagnosis and management, Clin Radiol 44:253–256

147. Heidenreich W, Majewski A (1986) Klinik des Cystosarcoma phylloides, Gynäk Prax 10:489

148. Hendricks P (1992) Das mammographische und sonographische Erscheinungsbild des Cystosarcoma phylloides, Aktuelle Radiol 2:26–31

149. Hermanek P, Scheibl O, Spiessl S, Wagner G (Hrsg) (1987) TNM Klassifikation maligner Tumoren, 4. Aufl., Springer-Verlag, Berlin Heidelberg New York Tokyo

150. Hermann G, Schwartz IS (1983) Focal fibrous disease of the breast: mammographic detection of an unappreciated condition, A J R 140:1245–1246

151. Hermansen C, Poulsen HS, Jensen J et al. (1987) Diagnostic reliability of combined physical examination, mammography and fine needle puncture („triple test“) in breast tumors: a prospective study, Cancer 60:1866

152. Herrmann G, Janus C, Schwartz IS et al. (1988) Occult malignant breast cancer lesions in 114 patients: relationship to age and presence of microcalcifications, Radiology 167:321–324

153. Herrmann U, Audretsch W (1996) Praxis der Brustoperationen, Springer-Verlag, Berlin Heidelberg New York Tokyo

154. Heywang SH, Wolf A, Pruss E et al. (1989) MR imaging of the breast with GD-DTPA: use and limitations, Radiology 171:95–105

155. Heywang SH, Frenzl G, Hahn D et al. (1986) MR imaging of the breast: comparison with mammography and ultrasound, J Comput Assis Tomogr 10:615

156. Heywang SH, Hilbertz T, Beck R et al. (1990) Gd-DTPA enhanced MR imaging of the breast in patients with postoperative scarring and silicone implants, J Comput Assis Tomogr 14:348

157. Heywang-Köbrunner SH, Schreer I (1996) Bildgebende Mammadiagnostik. Untersuchungstechnik, Befundmuster und Differentialdiagnostik in Mammographie, Sonographie und Kernspintomographie, Thieme-Verlag, Stuttgart New York

158. Hoeffken W, Lanyi M (1973) Röntgenuntersuchung der Brust, Thieme-Verlag, Stuttgart

159. Holland R, Hendriks J (1994) Microcalcifications associated with ductal carcinoma in situ: mammographic-pathologic correlation, Semin Diagn Pathol 11:181–184

160. Holland R, Hendriks HCL, Verbeek ALM et al. (1990) Extent, distribution and mammographic/histological correlation of breast ductal carcinoma in situ, Lancet 335:519–522
161. Holland R, Veling SHJ, Mravunac CM, Hendriks HCL (1985) Histological multifocality for tis, T1–2 breast carcinomas – implications for clinical trials of breast-conserving surgery, Cancer 56:979–990
162. Homer MJ, Schmidt-Ulrich R, Safari H et al. (1989) Residual breast carcinoma after biopsy. Role of mammography in evaluation, Radiology 170:75–77
163. Homer MJ (1984) Nonpalpable breast abnormalities: a realistic view of the accuracy of mammography in detecting malignancies, Radiology 153:831–832
164. Hortobagyi GN, Singletary SE, McNeese MD (1996) Treatment of locally advanced and inflammatory breast cancer. In: Harris JR, Lippman ME, Morrow M, Hellman S (eds) Diseases of the breast, Lippincott-Raven, Philadelphia
165. Houlihan MJ (1996) Fibroadenom and hamartoma. In: Harris JR, Lippman ME, Morrow M, Hellman S (eds) Diseases of the breast, Lippincott-Raven, Philadelphia
166. Hutchinson WB, Thomas DB, Hamlin WB et al. (1980) Risk of breast cancer in women with benign breast disease, J Natl Cancer Inst 65:13
167. Ikeda DM, Andersson I (1989) Ductal carcinoma in situ: atypical mammographic appearance, Radiology 172:661–666
168. Jackson VP, Henrick ER, Feig SA et al. (1993) Imaging of the radiographically dense breast, Radiology 188:297–301
169. Jänicke F (1995) Adjuvante Hormon- und Chemotherapie des Mammakarzinoms. In: Sauer H (Hrsg) Mammakarzinom. Ergebnisse der Diagnostik, Therapie und Nachsorge 3, Zuckschwerdt-Verlag, München
170. Jellins J (1988) Combining imaging and vascularity assessment of breast lesions, Ultrasound Med Biol 14(1):121–130
171. Jung H (1991) Risiken der Röntgendiagnostik, Röntgenstrahlen 66:46–53
172. Kaiser WA, Dietrich K, Reiser M, Krebs D (1993) Moderne Diagnostik der Mamma, Geburtshilfe Frauenheilkd 53:1–14
173. Kaiser WA (1993) MR-Mammographie, Radiologe 33:292–299
174. Kasumi F, Sakuma H (1994) Identification of microcalcifications in breast cancers by ultrasound. In: Madjar H, Teubner J, Hackelöer BJ (eds) Breast ultrasound update, Karger-Verlag, Basel, S. 154–167
175. Kasumi F, Sakuma H (1994) Ultrasonic image of noninvasive carcinomas. In: Madjar H, Teubner J, Hackelöer BJ (eds) Breast ultrasound update, Karger-Verlag, Basel, S. 168–179
176. Kematsu M, Bornstein B, Recht A et al. (1993) Long term results of postoperative radiation therapy following mastectomy with and without chemotherapy in stage I-III breast cancer, Int J Radiat Oncol Biol Phys 25:765
177. Keßler M, Sittek H, Lebeau A et al. (1995) Indikationen und Grenzen der Magnetresonanztomographie der Mamma. In: Sauer H (Hrsg) Mammakarzinom. Ergebnisse der Diagnostik, Therapie und Nachsorge 3, Zuckschwerdt-Verlag, München, S. 1–7

178. Kindermann G, Genz T (1993) Treatment of primary breast cancer. In: Burghardt E (ed) Surgical gynecological oncology, Thieme-Verlag, Stuttgart New York

179. Kindermann G, Rummel W, Bischoff J et al. (1980) Early detection of ductal breast cancer: the diagnostic procedure for grouped microcalcifications, Tumori 65:547

180. Kindinger R, Teubner J, Diezler P, Georgi M (1994) Long term follow up using sono- and mammography to evaluate posttherapeutic alterations in breast cancer tissue treated conservatively. In: Madjar H, Teubner J, Hakkelöer BJ (eds) Breast ultrasound update, Karger-Verlag, Basel, S. 240–252

181. Kline TS (1991) Survey of aspiration biopsy. Cytology of the breast, Diagn Cytopathol 7:98–105

182. Kline TS, Joshi LP, Neal HS (1979) Fine needle aspiration of the breast: diagnoses and pitfalls: a review of 3545 cases, Cancer 44:1458

183. Kohler K, Munnich K (1990) Zur Problematik der Mammographie bei Patienten mit Mammakarzinom nach organerhaltender Operation und Bestrahlung, Radiol Diagn 31:459–463

184. Kopans BD (1996) Imaging analysis of breast lesions. In: Harris JR, Lippman ME, Morrow M, Hellman S (eds) Diseases of the breast, Lippincott-Raven, Philadelphia

185. Kopans DB, Meyer JE, Homer MJ, Grabbe J (1983) Dermal deposits mistaken for breast calcifications, Radiology 149:592–594

186. Kreienberg R, Möbius V (1996) Adjuvante Chemotherapie des nodal negativen Mammakarzinoms, Gynäkologe 29:233–241

187. Kreienberg R, Schneider V (1996) Carcinoma of the breast. In: Sevin BU, Knapstein PG, Köchli OR (eds) Multimodality therapy in gynecologic oncology, Thieme-Verlag, Stuttgart New York

188. Kreienberg R, Schneider V (1996) Carcinoma of the breast. In: Sevin BU, Knapstein PG, Köchli OR (eds) Multimodality therapy in gynecologic oncology, Thieme-Verlag, Stuttgart New York

189. Kreuzer G, Boquoi E (1981) Zytologie der weiblichen Brustdrüse, Thieme-Verlag, Stuttgart New York

190. Kreuzer G, Boquoi E (1991) Zytologische Diagnostik von Brusterkrankungen. In: Durst J (Hrsg) Das Mammakarzinom. Aktuelle Diagnostik und Therapie, VCH, Weinheim, S. 105–134

191. Kreuzer G, Paradowski T (1987) Triple diagnosis (clinical, radiological and cytological) in mammary tumors, Breast Diseases Senologie 2:88–92

192. Kürzl R (1994) Paget-Karzinom der Brust. In: Tumorzentrum München (Hrsg) Mammakarzinom. Empfehlungen zur Diagnostik, Therapie und Nachsorge, 5. Aufl., S. 149–150

193. Kurtz JM (1989) Local recurrence after breast conserving surgery and radiotherapy: frequency, time course and prognosis, Cancer 63:1912–1917

194. Lagios MD (1995) Ductal carcinoma in situ: controversies in diagnosis, biology and treatment, Breast J 1:68–78

195. Lagios MD, Westdahl PR, Margolin FR et al. (1982) Ductal carcinoma in situ. Relationship of extend of non invasive disease to the frequency of occult invasion, multicentricity, lymphnode metastases and short-term treatment failure, Cancer 50:1309–1314

196. Lagios MD, Margolin FR, Westdahl PR, Rose R (1989) Mammographically detected duct carcinoma in situ. Frequency of local recurrence following tylectomy and prognostic effect of nuclear grade on local recurrence, Cancer 63:618–624

197. Langer TG, De Paredes ES (1993) Breast disease: The radiologist's expanding role. Current problems in diagnostic, Radiology 22:190–227

198. Lanyi M, Citoler P (1981) Differentialdiagnose der Mikroverkalkungen: Die kleinzystische (blunt duct) Adenose, Fortschr Geb Röntgenstr 134:225

199. Lanyi M (1977) Differentialdiagnose der Mikroverkalkungen: Die verkalkte mastopathische Mikrozyste, Radiologe 17:217–218

200. Lanyi M (1986) Diagnosis and differential diagnosis of breast calcifications, Springer-Verlag, Berlin Heidelberg New York Tokyo, S. 81–139

201. Lanyi M, Neufang KFR (1984) Möglichkeiten und Grenzen der Differentialdiagnostik gruppierter intramammärer Mikroverkalkungen, Fortschr Geb Röntgenstr 141:430

202. Leidenberger FA 81992) Klinische Endokrinologie für Frauenärzte, Springer-Verlag, Berlin Heidelberg New York Tokyo

203. Leis HP (1989) Management of nipple discharge, World J Surg 13:736–742

204. Leucht WJ, Rabe DR (1988) Sonographic findings following conservative surgery and irradiation for breast carcinoma, Ultrasound Med Biol 14(1):27–41

205. Leucht D, Madjar H (1995) Lehratlas der Mammasonographie, 2. Aufl., Thieme-Verlag, Stuttgart New York

206. Libshitz HI, Montagne ED, Paulus DD (1977) Calcifications and the therapeutically irradiated breast, A J R 128:1021–1025

207. Lichter AS, Lippman ME (1988) Special situations in the treatment of breast cancer. In: Lippman ME, Lichter AS, Danforth DN (eds) Diagnosis and management of breast cancer, Saunders, Philadelphia

208. Lichter AS, Lippman ME, Danforth DN et al. (1992) Mastectomy versus breast-conserving therapy in the treatment of stage I and II carcinoma of the breast: a randomized trial of the National Cancer Institute, J Clin Oncol 10:976–983

209. Lindner H (1995) Kontroverses zur Radiotherapie bei der brusterhaltenden Behandlung des Mammakarzinoms. In: Sauer H (Hrsg) Mammakarzinom. Ergebnisse der Diagnostik, Therapie und Nachsorge 3, Zuckschwerdt-Verlag, München, S. 27–37

210. Linell F (1985) Radial scars of the breast and their significance for diagnosis and prognosis, Verh Dtsch Ges Pathol 69:108–118

211. Löfgren M, Andersson J, Boudeson L, Lindholm K (1988) X-Ray guided fine needle aspiration for the cytologic diagnosis of non palpable breast lesions, Cancer 61:1032

212. Love RR, Cameron L, Connell BL et al. (1991) Symptoms associated with tamoxifen treatment in postmenopausal women, Arch Intern Med 151:1842

213. Ludwig Breast Cancer Study Group (1989) Prolonged disease-free survival after one course of perioperative adjuvant chemotherapy for node-negative breast cancer, N Engl J Med 320:491

214. Lundgren B (1978) Malignant features of breast tumors at radiography, Acta Radiol (Diagn.) 19:623–633
215. Maaß H (1985) Das primäre Mammakarzinom. Epidemiologie, Ätiologie, Risikofaktoren, prognostische Faktoren. In: Käser O, Freidberg V, Ober KG, Thomsen K, Zander J (Hrsg) Gynäkologie und Geburtshilfe, Bd. III, 2. Aufl., Thieme-Verlag, Stuttgart New York, S. 3.1–3.23
216. McGuire WL, Clark GM (1992) Prognostic factors and treatment decisions in axillary node-negative breast cancer, N Engl J Med 326:1756
217. Madjar H, Sauerbrei A, Mundinger H et al. (1994) Color doppler flow assessment of breast disease. In: Madjar H, Teubner J, Hackelöer BJ (eds) Breast ultrasound update, Karger-Verlag, Basel, S. 298–307
218. Madjar H, Sauerbrei W, Ladner HA, Pfleiderer A (1994) Sonographic detection of occult tumor extension. In: Madjar H, Teubner J, Hackelöer BJ (eds) Breast ultrasound update, Karger-Verlag, Basel, S. 140–146
219. Magnant CM (1996) Fat necrosis, hematoma, and trauma. In: Harris JR, Lippman ME, Morrow M, Hellman S (eds) Diseases of the breast, Lippincott-Raven, Philadelphia
220. Marchant DJ (1997) Invasive breast cancer: Surgical treatment alternatives. In: Marchant DJ (ed) Breast disease, Saunders, Philadelphia
221. Marchant DJ (1997) Nipple discharge. In: Marchant DJ (ed) Breast disease, Saunders, Philadelphia
222. Martin J (1982) Malignant breast masses. In: Atlas of mammography, Wiliams & Wilkins, Baltimore
223. Mate TP, Carter D, Fischer DB et al. (1986) A clinical and histopathological analysis of the results of conservation surgery and radiation therapy in stage I and II breast carcinoma, Cancer 58:1995–2002
224. Mendelson EB (1987) Imaging the postsurgical breast, A J R 10:154–170
225. Meyer JE, Amin E, Lindfors KK et al. (1989) Medullary carcinoma of the breast: mammographic and US appearance, Radiology 170:79–82
226. Michels LG, Gold RH, Arndt RD (1977) Radiography of gynecomastia and other disorders of the male breast, Radiology 122:117–122
227. Millis RR, Davis R, Stacey AJ (1976) The detection and significance of calcifications in the breast. A radiological and pathological study, Br J Radiol 49:12–26
228. Mitnick JS, Vazquez MF, Harris MN et al. (1990) Invasive papillary carcinoma of the breast: mammographic appearance, Radiology 177:803–806
229. Mitnick JS, Roses DF, Harris MN, Feiner HD (198) Circumscribed intraductal carcinoma of the breast, Radiology 17:423–425
230. Mitnick JS, Vazquez MF, Harris MN, Roses DF (1989) Differentiation of radial scar from scirrhous carcinoma of the breast: mammographic-pathologic correlation, Radiology 173:697–700
231. Moore MP (1996) Male breast cancer. In: Harris JR, Lippman ME, Morrow M, Hellman S (eds) Diseases of the breast, Lippincott-Raven, Philadelphia
232. Moore OS, Foot FW jr. (1949) A relatively favourable prognosis of medullary carcinoma of the breast, Cancer 2:635–637
233. Morrow M, Schnitt SJ, Harris JR (1996) In situ carcinomas. In: Harris JR, Lippman ME, Morrow M, Hellman S (eds) Diseases of the breast, Lippincott-Raven, Philadelphia

234. Morrow M (1996) Physical examination of the breast. In: Harris JR, Lippman ME, Morrow M, Hellman S (eds) Diseases of the breast, Lippincott-Raven, Philadelphia

235. Moskowitz M (1988) Follow up of benign mammographic lesions, JAMA 260:3669–3677

236. Moskowitz M (1983) The predictive value of certain mammographic signs in screening for breast cancer, Cancer 51:1007–1011

237. Moskowitz K (1995) Breast imaging. In: Donegan WL, Spratt S (eds) Cancer of the breast, Saunders, Philadelphia, S. 206–239

238. Norris HJ, Taylor HB (1965) Prognosis of mucinous (gelatinous) carcinoma of the breast, Cancer 18:879–881

239. Norris HJ, Taylor HB (1967) Relationship of histological features to behaviour of cystsarcoma phyllodes. Analysis of ninty-four cases, Cancer 20:2090–2097

240. Nystöm L, Rutquist LE, Wall S et al. (1993) Breast cancer screening with mammography. Overview of Swedish randomized trials, Lancet 341:973–978

241. Oertel YC (1987) Fine needle aspiration of the breast, Butterworth, Boston

242. Osborne CK, Clark GM, Ravdin PM (1996) Adjuvant systemic therapy of primary breast cancer. In: Harris JR, Lippman ME, Morrow M, Hellman S (eds). Diseases of the breast, Lippincott-Raven, Philadelphia

243. Ottesen G, Andersen JA, Blickert-Toft M, Axelson C (1988) Frequency and types of chest wall recurrences among node negative breast cancer patients, Acta Oncol 27:601–604

244. Page DL, Rogers LW (1992) Combined histological and cytologic criteria for diagnosis of mammary atypical ductal hyperplasia, Hum Pathol 23:1095–1097

245. Page DL, Lagios MD (1995) Pathological analysis of the National Surgical Adjuvant Breast Project (NSABP) B-17 Trial, Cancer 75:1219–1222

246. Page DL, Zwaag RV, Rogers LW et al. (1978) Relations between component parts of fibrocystic disease complex and breast cancer, J Natl Cancer Inst 61:1055

247. Palombini L, Fulciniti F, Vetrani A et al. (1988) Fine needle aspiration biopsies of breast masses: A critical analysis of 1956 cases in 8 years (1976–1984), Cancer 61:2273–2277

248. De Paredes ES (1992) Atlas of Film – Screen Mammography, Wiliams & Wilkins, Baltimore

249. Paulus DD (1984) Conservative treatment of breast cancer: mammography in patient selection and follow up, A J R 143:483–487

250. Peters ME, Fagerholm MI, Scanlan KA et al. (1988) Mammographic evaluation of the postsurgical and irradiated breast, Radiographics 8(5):873–899

251. Petersen E (1988) Infektionen in Gynäkologie und Geburtshilfe, Thieme-Verlag, Stuttgart New York

252. Petrek JA (1996) Breast cancer and pregnancy. In: Harris JR, Lippman ME, Morrow M, Hellman S (eds) Diseases of the breast, Lippincott-Raven, Philadelphia

253. Petrek JA (1996) Phyllodes Tumors. In: Harris JR, Lippman ME, Morrow M, Hellman S (eds) Diseases of the breast, Lippincott-Raven, Philadelphia

254. Pfeiderer A (1996) Tumor-Screening in der Gynäkologie, Gynäkologe 29:243–250

255. Pirschel J (1991) Radiologische Diagnostik der Brustdrüse. In: Durst J (Hrsg) Das Mammakarzinom. Aktuelle Diagnostik und Therapie, Edition Medizin, VCH, Weinheim

256. Pope TL jr., Fechner RE, Wilhelm MC et al. (1988) Lobular carcinoma in situ of the breast: mammographic features, Radiology 168:63–66

257. Prechtel K, Finsterer H (1982) Zytodiagnostik der Brustdrüse. 1. Einführung und Sekretionszytologie, Gynäkol Prax 6:75–90

258. Prechtel K, Finsterer H (1982) Zytodiagnostik der Brustdrüse. 2. Aspirationszytologie, Gynäkol Prax 7:89–112

259. Prechtel K, Schmidt H, Gehm O (1982) Langzeitbeobachtung von Frauen mit bioptisch gesicherten Mastopathien unterschiedlicher Schweregrade. In: Bohmert H (Hrsg.) Brustkrebs und Brustrekonstruktion, Thieme-Verlag, Stuttgart New York

260. Ravel D, Brasch RC, Paajanen J et al. (1986) GD-DTPA contrast enhancement and tissue characterisation in MR imaging of experimental breast carcinoma, Radiology 158:319–323

261. Rebner M, Pennes DR, Adler DD (1989) Breast calcifications after lumpectomy and radiation therapy, Radiology 170:691–693

262. Recht A, Come SE, Harris JR (1992) Integration of conservative surgery, radiotherapy and chemotherapy for patients with early-stage breast cancer, Semin Radiat Oncol 2:107–115

263. Recht A, Hayes DF, Eberlein TJ, Sadowsky NL (1996) Local-regional recurrence after mastectomy or breast conserving therapy. In: Harris JR, Lippman ME, Morrow M, Hellman S (eds) Diseases of the breast, Lippincott-Raven, Philadelphia

264. Recht A, Hayes DF (1991) Local recurrence following mastectomy. In: Harris JR, Hellman S, Henderson IC, Kinne DW (eds) Breast diseases, 2nd edn, Lippincott, Philadelphia

265. Recht H, Houlinan MJ (1995) Axillary lymph nodes and breast cancer, Cancer 76:1491–1512

266. Reuter K, Órsi CD, Reale F (1984) Intracystic carcinoma of the breast: the role of ultrasonography, Radiology 153:233–234

267. Richardson WM (1956) Medullary carcinoma of the breast: A distinctive tumor type with a relatively good prognosis following radical mastectomy, Br J Cancer 10:415

268. Ridolfi RV, Rosen PP, Port A et al. (1977) Medullary carcinoma of the breast. A clinicopathological study with 10 years follow up, Cancer 40:1365

269. Rimer BK (1996) Breast cancer screening. In: Harris JR, Lippman ME, Morrow M, Hellman S (eds) Diseases of the breast, Lippincott-Raven, Philadelphia

270. Rivkin SE, Green S, Metch B et al. (1994) Adjuvant CMFVP versus tamoxifen versus CMFVP and tamoxifen for postmenopausal, node positive and estrogen receptor positive breast cancer patients: a Southwest Oncology Group Study, J Clin Oncol 12:2078

271. Robbins GF, Shah J, Rosen P et al. (1974) Inflammatory carcinoma of the breast, Surg Clin North Am 54:801–806

272. Ronay G, Tulusan AH, Egger H, Hamann I (1985) Bilateralität invasiver Mammakarzinome, Verh Dtsch Ges Pathol 69:149–151

273. Rosemond GP (1964) Management of patients with carcinoma of the breast in pregnancy, Ann NY Acad Sci 114:851

274. Rosen PP (1996) Invasive mammary carcinoma. In: Harris JR, Lippman ME, Morrow M, Hellman S (eds) Diseases of the breast, Lippincott-Raven, Philadelphia

275. Rosen PP (1983) Microglandular adenosis: a benign lesion simulating invasive mammary calcifications, Am J Surg Pathol 8:137–144

276. Rosen PP (1987) The pathology of breast carcinoma. In: Harris JR, Hellman S, Henderson IC, Kinne DW (eds) Breast diseases, Lippincott, Philadelphia, chapter 7

277. Rosen PP (1993) Proliferative breast „disease": an unresolved diagnostic dilemma, Cancer 75:3798–3807

278. Rosen PP, Senie RT, Farr GH et al. (1979) Epidemiology of breast carcinoma: age, menstrual status and exogenous hormone usage in patients with lobular carcinoma in situ, Surgery 85:219–224

279. Rutquist L, Petterson D, Johannsen M (1993) Adjuvant radiation therapy versus surgery alone in operable breast cancer: long term follow up in a randomized clinical trial, Radiat Oncol 26:104

280. Rutquist L, Cedermark B, Glas U et al. (1989) Radiotherapy, chemotherapy and tamoxifen as adjuncts to surgery in early breast cancer: a summary of three randomized trials, Int J Radiat Oncol Biol Phys 16:629–633

281. Sacks NPM, Baum M (1993) Primary management of carcinoma of the breast, Lancet 342:1402–1408

282. Sarrazin D, Le MG, Arriagada R et al. (1989) Ten year results of a randomized trial comparing a conservative treatment ot mastectomy in early breast cancer, Rad Oncol 14:177–184

283. Sauer H (1995) Mammakarzinom. Ergebnisse der Diagnostik, Therapie und Nachsorge 3, Zuckschwerdt-Verlag, München

284. Schapira DW, Chudley AE (1984) Successful pregnancy following continuous treatment with combination chemotherapy before conception and throughout pregnancy, Cancer 54:800–803

285. Schepps B, Scola FH, Frates RE (1994) Benign circumscribed breast masses. Mammographic and sonographic appearance, Obstet Gynecol Clin North Am 21:519–537

286. Schild R, Fendel H (1991) Die dopplersonographische Differenzierung zwischen benignen und malignen Mammatumoren, Geburtshilfe Frauenheilkd 51:696–671

287. Schmid L, Sauer H (1995) Effektivitätsadaptierte Nachsorgeempfehlungen nach Mammakarzinom. In: Sauer H (Hrsg) Mammakarzinom. Ergebnisse der Diagnostik, Therapie und Nachsorge 3, Zuckschwerdt-Verlag, München, S. 73–93

288. Schmidt B (1991) Die adjuvante Strahlentherapie bei Mammakarzinomen. Eine Standortbestimmung. In: Durst J (Hrsg) Das Mammakarzinom. Aktuelle Diagnostik und Therapie, VCH, Weinheim, S. 309–333

289. Schmidt-Mathiesen H, Bastert G (1993) Mammakarzinom. In: Schmidt-Mathiesen H, Bastert G (Hrsg) Gynäkologische Onkologie, 4. Aufl., Schattauer-Verlag, Stuttgart New York

290. Schneider G, Steindorfer P, Fotter R (1992) The place of mammography following breast conserving therapy of breast cancer, Rofo Fortschr Geb Röntgenstr Neuen Bildgeb Verfahr 156 582–586

291. Schnitt S, Abner A, Gelman R et al. (1994) The relationship between microscopic margins of resection and the risk of local recurrence in patients with breast cancer treated with breast conserving surgery and radiation therapy, Cancer 74:1746–1751

292. Schnitt SJ, Conolly JL (1996) Pathology of benign breast disorders. In: Harris JR, Lippman ME, Morrow M, Hellman S (eds) Diseases of the breast, Lippincott-Raven, Philadelphia

293. Schnürch HG (1991) Medikamentöse Therapie bei Mammakarzinomerkrankungen. In: Bender HG (Hrsg) Gynäkologische Onkologie, Thieme-Verlag, Stuttgart New York, S. 377–423

294. Schöndorf H, Schöndorf N (1994) Die Aspirationszytologie als diagnostische Methode beim Mammakarzinom, Gynäkologe 27:17–22

295. Schoultz E, Von Johansson H, Wicking N, Rutqvist LE (1995) Influence of prior and subsequent pregnancy on breast cancer prognosis, J Clin Oncol 13:430–434

296. Schreer I (1996) Brustkrebs-Screening: Ja oder Nein? Gyn Spektrum 1:13–15

297. Schreer I (1993) Mitteilungsblatt Deutsche Gesellschaft für Senologie 17

298. Schreer J, Frischbier HJ (1991) Vorsorgeuntersuchung der weiblichen Brust. In: Wulf KH, Schmidt-Mathiessen H (Hrsg) Klinik der Frauenheilkunde und Geburtshilfe, Bd. 11, Spezielle gynäkologische Onkologie I, 3. Aufl., Urban & Schwarzenberg, München, S. 31–46

299. Schubert GE (1991) Pathologie der Brustdrüsenerkrankung. In: Durst J (Hrsg) Das Mammakarzinom. Aktuelle Diagnostik und Therapie, VCH, Weinheim

300. Schuhmann R, Hübner F, Brose C et al. (1995) Der Stellenwert der Aspirationszytologie im Rahmen der Tripel-Diagnostik tastbarer Mamma-Veränderungen, Geburtshilfe Frauenheilkd 55:553–558

301. Schwartz G (1994) The role of excision and surveillance alone in subclinical DCIS of the breast, Oncology 8:21–26

302. Schwartz GF, Feig SA (1997) Management of patients with mammographically detected breast lesions. In: Marchant DJ (ed) Breast disease, Saunders, Philadelphia

303. Schwartz GF, Patchefsky AS, Feig SA et al. (1980) Multicentricity of nonpalpable breast cancer, Cancer 45:2913–2918

304. Scottish Cancer Trials Breast Group and ICFR Breast Unit, Guy's Hospital (1993) Adjuvant ovarian ablation versus CMF chemotherapy in premenopausal women with pathological stage II breast carcinoma: The Scottish Trial, Lancet 341:1293

305. Shapiro S (1989) Determining the efficiancy of breast cancer screening, Cancer 63:1873–1877

306. Shu Y, Spieler P (1988) The cytopathology of breast cancer, Pears Book, Hongkong

307. Sickles EA (1986) Breast calcifications. Mammographic evaluation, Radiology 160:289–293

308. Sickles EA (1994) Mammographic analysis of benign and probably benign breast calcifications. In: Madjar H, Teubner J, Hackelöer BJ (eds) Breast ultrasound update, Karger-Verlag, Basel, S. 147–153

309. Sickles EA (1994) Nonpalpable, circumscribed noncalcified solid breast masses: likelyhood of malignancy based on lesion size and age of patients, Radiology 192:439–442

310. Silverberg SG, Kay S, Chitale AR et al. (1971) Colloid carcinoma of the breast, Am J Clin Pathol 55:355

311. Silverstein MJ (1995) Mammography in women unter the age of 50. The controversy. Educational Book, ASCO, pp 256–259

312. Silverstein MJ, Lagios MD, Craig PH et al. (1996) A prognostic index for ductal carcinoma of the breast, Cancer 77:2267–2274

313. Silverstein MJ, Cohlan B, Gierson ED et al. (1992) Ductal carcinoma in situ: 227 cases without microinvasion. Eur J Cancer 28:630–634

314. Silverstein MJ, Gierson ED, Colburn WJ et al. (1994) Can intraductal breast carcinoma be excised completely by local excision: clinical and pathologic predictors, Cancer 73:2985–2989

315. Silverstein MJ (1997) Noninvasive breast cancer. In: Marchant DJ (ed) Breast diseases, Saunders, Philadelphia

316. Silverstein MJ, Poller DN, Waisman JR et al. (1995) Prognostic classification of breast ductal carcinoma in situ, Lancet 345:1154–1157

317. Silverstein MJ, Rosser RJ, Gierson ED et al. (1989) Axillary lymphnode dissection for intraductal breast carcinoma – is it indicated? Cancer 59:1819–1824

318. Smart CR, Hendrick RE, Rutledge JR et al. (1995) Benefit of mammography screening in women aged 40–49; current evidence from randomized trials, Cancer 75:1619–1626

319. Snacks NPM, Baum M (1993) Primary management of carcinoma of the breast, Lancet 342:1402–1408

320. Sneige N, Fornage BD, Salen G (1994) Ultrasound guided fine needle aspiration of nonpalpable breast lesions: cytologic and histologic findings, Am J Clin Pathol 102:98

321. Sneige N, Fornage BD (1996) Ultrasound-guided percutaneous needle biopsy on nonpalpable breast masses. In: Harris JR, Lippman ME, Morrow M, Hellman S (eds) Diseases of the breast. Lippincott-Raven, Philadelphia

322. Sohn C, Blohmer JU (1996) Mammasonographie, Thieme-Verlag, Stuttgart New York

323. Sohn C (1994) Analysis of the relationship between the degree of blood supply and biological characteristics of breast tumors with MEM Color System. In: Madjar H, Teubner J, Hackelöer BJ (eds) Breast ultrasound update, Karger-Verlag, Basel, pp 313–318

324. Solin L, Kurtz J, Fourquet A et al. (1995) Fifteen year outcome for conservativ surgery and radiotherapy for intraductal carcinoma in situ. (DCIS). Proc Soc Clin Oncol 14:107

325. Stack JP, Redmonds OM, Codd MB et al. (1990) Breast disease tissue characterisation with Gd-DTPA enhanced profiles, Radiology 174:491–496
326. Stegner HE (1986) Histopathologie von Mammatumoren. Licht- und elektronenmikroskopischer Atlas, Enke-Verlag, Stuttgart
327. Stegner HE (1985) Dysplasien und Geschwülste der Mamma. In: Käser O, Friedberg V, Ober KG, Thomsen K, Zander J (Hrsg) Gynäkologie und Geburtshilfe Band III/1, 2. Aufl., Thieme-Verlag, Stuttgart New York, S. 3.24–3.76
328. Stigers KB, King JG, Davey DD et al. (1991) Abnormalities of the breast caused by biopsy: Spectrum of mammographic findings, A J R 156:287–291
329. Stomper PC, Recht A, Berenberg AL et al. (1987) Mammographic detection of recurrent cancer in the irradiated breast, A J R 148:39–43
330. Stomper PC, Connolly JL, Meyer JE et al. (1989) Clinically occult ductal carcinoma in situ detected with mammography: analysis of 100 cases with radiologic-pathologic correlation, Radiology 172:235–241
331. Strax P (1990) Detection of breast cancer, Cancer 66:1336–1340
332. Strax P (1976) Results of mass screening for breast cancer in 50.000 examinations, Cancer 37:30–41
333. Swain SM (1989) Lobular carcinoma in situ: incidence, presentation, guidelines to treatment, Oncology 3:35–40
334. Swain SM (1989) Ductal carcinoma in situ: incidence, presentation, guidelines to treatment. Oncology 3:25–35
335. Synder RE (1966) Mammography and lobular carcinoma in situ, Surg Gynecol Obstet 122:255–260
336. Tabar L, Dean PB, Pentek Z (1983) Galactography: The diagnostic procedure of choice for nipple discharge, Radiology 149:31–38
337. Tabar L, Fagerberg CJ, Gad A (1985) Reduction in mortality from breast cancer after mass screening with mammography. Randomized trial from the Breast Cancer Screening Working Group of Swedish National Board of Health and Welfare, Lancet I:829
338. Tabar L, Dean PB (1985) Teaching atlas of mammography, Thieme-Verlag, Stuttgart New York
339. Takeda D, Suzuki M, Hase T (1982) Cytologic studies of nipple discharges, Acta Cytol 26(1):35–41
340. Teboul M (1988) A new concept in breast investigation: echo-histological anino-ductal analysis or analytic echography, Biomed Pharmacother 42:289–296
341. Teubner J (1997) Echomammography: Technique and results. In: Friedrich M, Sickles EA (eds) Radiological diagnosis of breast diseases, Springer-Verlag, Berlin Heidelberg New York Tokyo
342. Teubner J, Bohrer M, Van Kaick G, Georgi M (1993) Echomorphologie des Mammakarzinoms, Radiologe 33:277–286
343. Teubner J, Van Kaik G, Junkermann H et al. (1985) 5 MHz Realtime-Sonographie der Brustdrüse, Teil 2, Untersuchungstechnik und diagnostische Wertigkeit, Radiologe 25:457–467
344. Teubner J, Bohrer M, Van Kaik G, Georgi M (1994) Correlation between histopathology and echomorphology in breast cancer. In: Madjar H,

Teubner J, Hackelöer BJ (eds) Breast ultrasound update, Karger-Verlag, Basel, pp 63–74

345. Thiel C (1986) Sonography of the irradiated breast, Fortsch Röntgenstr 144:351–357

346. Thomsen M, Primdahl S, Dyreberg U et al. (1987) Breast cancer and atypia among young and middle aged women. A study of 110 medicolegal autopsies, Br J Cancer 56:739–814

347. Threatt B (1982) Ductography. In: Bassett LW, Gold RH (eds) Mammography, thermography and ultrasound in breast cancer detection, Grune & Stratton, New York

348. Tohno E (1994) Benigne intraductal proliferative disease. In: Madjar H, Teubner J, Hackelöer BJ (eds) Breast Ultrasound Update, Karger-Verlag, Basel, pp 183–188

349. Toombs BD, Kalisher L (1977) Metastatic disease to the breast: clinical, pathological and radiographic features, A J R 129:673–676

350. Tulusan AH (1993) Breast cancer pathology – local spread. In: Burghardt E (ed) Surgical Gynecologic Oncology, Thieme-Verlag, Stuttgart New York, pp 552–558

351. Tumorzentrum München (1994) Empfehlungen zur Diagnostik, Therapie und Nachsorge: Mammakarzinom, 5. Aufl.

352. Untch M (1995) In situ Karzinome der Brust. In: Sauer H (Hrsg) Mammakarzinom. Ergebnisse der Diagnostik, Therapie und Nachsorge 3, Zuckschwerdt-Verlag, München, S. 13–23

353. Valagussa P, Bonadonna G, Veronesi U (1978) Pattern of relapse and survival following radical mastectomy: analysis of 716 consecutive patients, Cancer 41:1170–1179

354. Van Bogaert LJ, Maldagne P (1980) Infiltrating lobular carcinoma of the female breast, Cancer 45:979–984

355. Veronesi U, Banfi A, Salvadori B et al. (1990) Breast conservation ist the treatment of choice in the small breast cancer: long term results of a randomized trial, Eur J Cancer 26:668–670

356. Veronesi U, Luini A, Galimberti V et al (1994) Conservation approaches for the management of stage I/II carcinoma of the breast: Milan Cancer Institute Trials, World J Surg 18:70

357. Veronesi U, Salvadori B (1996) Breast conservation trials from the Milan National Cancer Institute. In: Harris JR, Lippman ME, Morrow M, Hellman S (eds) Diseases of the breast, Lippincott-Raven, Philadelphia

358. Veronesi U, Saccozzi R, Del Vecchio M et al. (1981) Comparing radical mastectomy with quadrantectomy, axillary dissection and radiotherapy in patients with small cancers of the breast, N Engl J Med 305:6–11

359. Veronesi U (1985) Randomized trials comparing conservation techniques with conventional surgery: an overview, Manage Malignant Dis Ser 9:131–152

360. Vetrani A, Fulciniti F, Di Benedetto G et al. (1992) Fine needle aspiration biopsies of breast masses: An additional experience with 1153 cases (1985–1988) and a metaanalysis, Cancer 69:736–740

361. Vicini FA, Recht A, Abener A et al. (1992) Recurrence in the breast following conservative surgery and radiation therapy for early stage breast cancer, Monogr Natl Cancer Inst 11:33–39

362. Villena-Heinsen C, Ertan AK, Tossounidis J et al. (1995) Diagnostische
Aussagekraft der Farb-Doppler-Sonographie bei Mammatumoren, Geburtshilfe Frauenheilkd 55:541–547

363. Von Fournier D, Anton HW, Van Kaick G (1996) Strahlentherapie beim
Mammakarzinom. In: Wulf KH, Schmidt-Mathiesen H (Hrsg) Klinik der
Frauenheilkunde und Geburtshilfe, Bd. 12, Spezielle gynäkologische On-
kologie II, 3. Aufl., Urban & Schwarzenberg, München

364. Vorbeck AL, Hendriks JH, Holland R et al. (1985) Mammographic screening and breast cancer mortality: Age-specific effects in Nijmegen Project.
1975–1982, Lancet I:865–869

365. Vorherr H, Vorherr UF, Kutvirt DM, Key CR (1985) Cystosarcoma phylloides: epidemiology, pathohistology, pathobiology, diagnosis, therapy
and survival, Arch Gynecol Obstet 236:173–181

366. Vorherr H (1986) Fibrocystic breast disease: Pathophysiology, pathomor-
phology, clinical picture and management, Am J Obstet Gynecol 154:161–
179

367. Wandt H, Bruntsch U, Gallmeier WM (1989) Nachsorge beim Mammakarzinom, Dtsch Med Wochenschr 114:1130–1136

368. Ward RM, Evans HL (1986) Cystosarcoma phylloides. A clinicopathologic
study of 26 cases, Cancer 58:2282–2289

369. Wazer DE (1997) Radiation therapy in the management of early invasive
breast cancer. In: Marchand DJ (ed) Breast disease, WB Saunders, Philadelphia

370. Weber ER, Von Liebe S, Friemann J (1986) Wert der Sonographie in der
präoperativen Diagnostik des multizentrischen multifokalen Mammakarzinoms. In: Hansmann M (Hrsg) Ultraschalldiagnostik. Springer-Verlag,
Berlin Heidelberg New York Tokyo, S. 463–467

371. Weyland C (1996) Aktuelle Aspekte der Therapie des Mammakarzinoms.
Symposiumsbericht, 22. Deutscher Krebskongreß, Berlin, Februar 1996.
Gyn Spektrum 2:7–9

372. Winchester DP (1996) Nipple discharge. In: Harris JR, Lippmann ME,
Morrow M, Hellman S (eds) Diseases of the breast, Lipincott-Raven, Philadelphia

373. Winchester D, Cox J (1992) Standards for breast conservation treatment,
CA Cancer J Clin 42:134

374. Wood WC, Budman DR, Korzun AH et al. (1994) Dose and dose intensity
of adjuvant chemotherapy for stage II, node positive breast cancer, N Engl
J Med 300:1253

375. Wunderlich M (1981) Ergebnisse kombinierter Untersuchungen an über
10.000 sezernierender Mammae, Dtsch Gesundheitsw 36:1135–1138

376. Yap HY, Tashima CK, Blimensheim GR et al. (1979) Male breast cancer: a
natural history study, Cancer 44:748–754

377. Zajicek J, Franzen S, Jakobsen P et al. (1967) Aspiration biopsies of mammary tumors in diagnosis and research. A critical review of 2200 cases,
Acta Cytol 11:169–175

Stichwortverzeichnis

Springer und Umwelt

Als internationaler wissenschaftlicher Verlag sind wir uns unserer besonderen Verpflichtung der Umwelt gegenüber bewußt und beziehen umweltorientierte Grundsätze in Unternehmensentscheidungen mit ein. Von unseren Geschäftspartnern (Druckereien, Papierfabriken, Verpackungsherstellern usw.) verlangen wir, daß sie sowohl beim Herstellungsprozess selbst als auch beim Einsatz der zur Verwendung kommenden Materialien ökologische Gesichtspunkte berücksichtigen.
Das für dieses Buch verwendete Papier ist aus chlorfrei bzw. chlorarm hergestelltem Zellstoff gefertigt und im pH-Wert neutral.

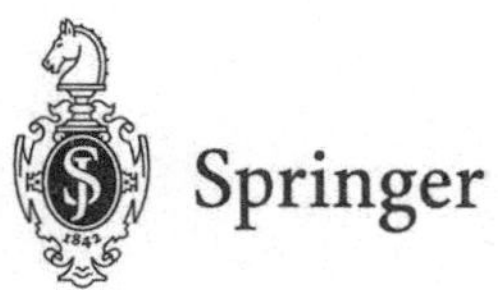